Tausche Bauch gegen Frau!

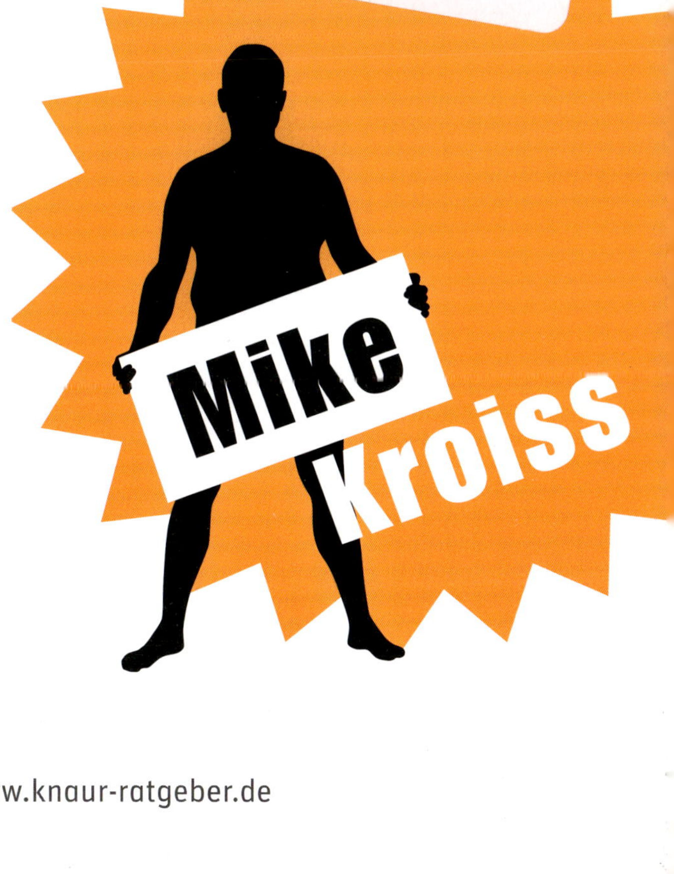

www.knaur-ratgeber.de

Inhalt

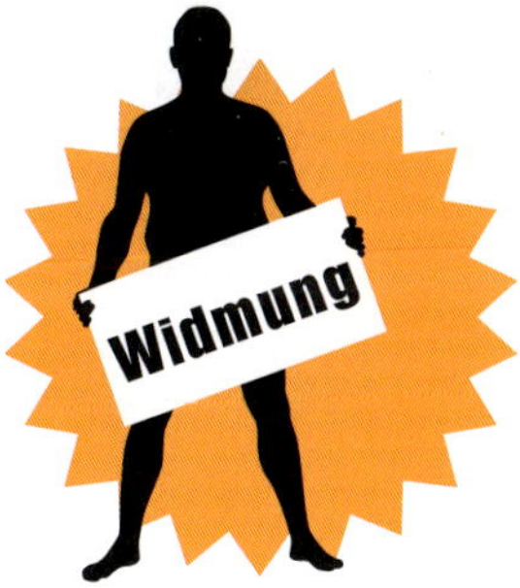

Für meine Zukünftige!

In guter Erinnerung an meinen Vater Erwin Kroiss
und seine Mutter Maria – meine Oma.
Zum Dank an meine Mutter Bärbel Kroiss.
Im Gedenken an Willi Kleder.

Lieber Leser,
in den letzten Jahrzehnten haben sich unsere Lebensbedingungen grundlegend geändert. Nur noch wenige müssen körperlich schwer arbeiten, die Freizeit hat einen immer größeren Platz in unserem Leben eingenommen. Es geht uns immer besser. Doch sind mit wachsendem Wohlstand auch unsere Bäuche, besonders die von uns Männern, immer mehr gewachsen.

Regelmäßig treffen wir auf Pressemitteilungen wie »Deutschland hat die dicksten Männer Europas«, »übergewichtige Männer sind öfter unfruchtbar« oder »Männer sind Pfundskerle«.

Tatsächlich ist die Lage alarmierend: 48 % aller erwachsenen Männer sind übergewichtig und weitere 18,8 %, also fast jeder fünfte Mann, sind bereits an Fettleibigkeit (Adipositas) erkrankt. Die Folgekrankheiten sind uns allen vertraut: Herz-Kreislauf-Erkrankungen wie Bluthochdruck, Schlaganfall und Herzinfarkt, Stoffwechselerkrankungen, allen voran der Diabetes, nehmen immer weiter zu. Auch eine ganze Reihe von Krebserkrankungen sind bei übergewichtigen Menschen erheblich häufiger anzutreffen. Insgesamt vermindert sich die durchschnittliche Lebenserwartung für Männer um etwa acht Jahre. Neben dem persönlichen Schaden entsteht auch ein immenser volkswirtschaftlicher: Die Folgekosten betragen allein in Deutschland jährlich 15 bis 20 Milliarden Euro.

Lieber Leser, eigentlich kennen Sie diese Fakten. Sie haben persönliche Gründe, dieses Buch zur Hand zu nehmen, sei es, weil Sie selbst übergewichtig sind, sei es, weil Sie jemanden beim Abnehmen damit unterstützen wollen. Vielleicht haben Sie schon den einen oder anderen (gescheiterten) Versuch hinter sich.

Wie Sie unschwer am Titelbild sehen können, ist auch der Autor, Mike Kroiss, ein erfahrener »Bauchträger«; jetzt müsste man korrekterweise sagen, ein »Ex-Bauchträger«. Sie werden sich fragen, warum ist er erfolgreich? Was macht er anders als die meisten, die es mit sich und ihrem Übergewicht aufgenommen haben?

Mike erzählt uns seine ganz persönliche Geschichte. Er schreibt nicht das 1000. Diätbuch, welches durch abenteuerliche Versprechungen versucht, über den Ladentisch zu wandern. Der Autor ist zuallererst ehrlich zu sich selbst. Er sieht sich mutig an und beschönigt nichts an seiner Lebenssituation. Er bemüht sich, die verschlungenen Gründe seines Dickseins zu erfassen, ohne sich psychologisierend zu bemitleiden. Er sucht den Anlass, welcher für ihn triftig genug ist, sich und sein Leben zu ändern. Er sieht sich und seine Möglichkeiten realistisch-kritisch und bleibt dennoch, dank seines unerschütterlichen Humors, verständnisvoll im Umgang mit sich selbst. Vor allem zwei Qualitäten führen ihn zum Ziel: Er lässt sich von »Rückfällen« nicht entmutigen und geht unbeirrt den begonnenen Weg weiter. Und er nimmt Hilfe an, indem er sich einem bewährten Gewichtsreduktionskonzept anschließt und regelmäßig an den Kontrollen in der Ernährungsberatung teilnimmt. Mike findet für sich ein einfaches Konzept aus Ernährung und Bewegung, das sich leicht vom interessierten Leser umsetzen lässt.

Dies ist die Chance, die dieses Buch für Sie bereithält: Lernen Sie von Mike Kroiss, ehrlich mit sich selbst umzugehen, sich realistische Ziele zu setzen, Hilfe beim Abnehmen anzunehmen und Schritt für Schritt ein einfach strukturiertes Konzept umzusetzen.

Ich wünsche Mike Kroiss vollen Erfolg mit seinem Buch! Denn dann wird es auch für Sie, lieber Bauchträger, die Chance, endlich erfolgreich abnehmen zu können.

Dr. med. Christian K. Volkmer
München, 21. Januar 2008

JANUAR 2007

Warum eigentlich abnehmen? Genau! Warum eigentlich?

Ich glaube, jeder Mann braucht seinen ganz persönlichen Tiefpunkt, um überhaupt nur daran zu denken, an seinem Bauch geschweige denn an seiner Lebensweise etwas zu verändern. Ich hatte meinen am 8. Januar 2007 im Tsitsikamma Nationalpark. Fett und allein stand ich damals auf der Veranda des Fernery, einem außergewöhnlich spektakulär gelegenen Hotel an der von allerlei Grünzeug überwucherten Steilküste Südafrikas, und blickte wehmütig in die Ferne des Indischen Ozeans. Ein herrliches Plätzchen hatte ich mir da ausgesucht, um dem Stress in München zu entfliehen – dachte ich mir jedenfalls.

Die vierwöchige Reise, auf die ich gut zwei Jahre hingefiebert hatte und die mit dem stillen Traum behaftet war, vielleicht sogar einige Zeit in Kapstadt zu leben und zu arbeiten, war bestens durchgeplant und gerade, was die Unterkünfte anging, ein rauschendes Fest der Sinnlichkeiten. Die Krönung war meine Unterkunft im Forest Ferns, einer Plantage, die Farne aller Art züchtet und sie in die ganze Welt exportiert. Ihre Eigentümer hatten die Gewinne in ein Hotel und mehrere Cottages investiert, um sie dort an afrikabegeisterte Reisende zu vermieten. Ich bewohnte für zwei Tage eines der Cottages.

Mein Gewicht Anfang Januar: ca. 94 kg

Als ich vor meiner Reise nach Afrika das letzte Mal mein Gewicht gemessen hatte, brachte ich satte 94 kg auf die Waage. Bei meiner Körpergröße von 1,77 m hatte ich einen BMI (Body Mass Index) von 30,0.

BMI
30,0

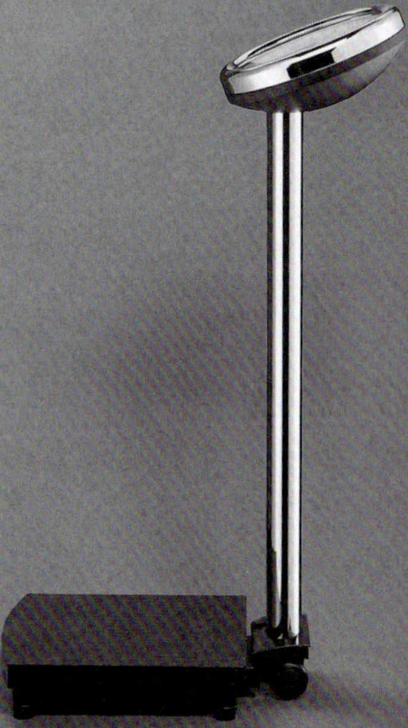

BMI = Gewicht / Körpergröße^2
= 94 kg / 1,77 m x 1,77 m = 30,0

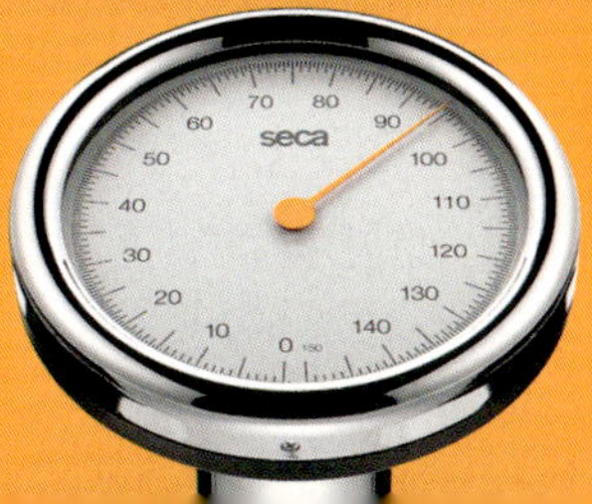

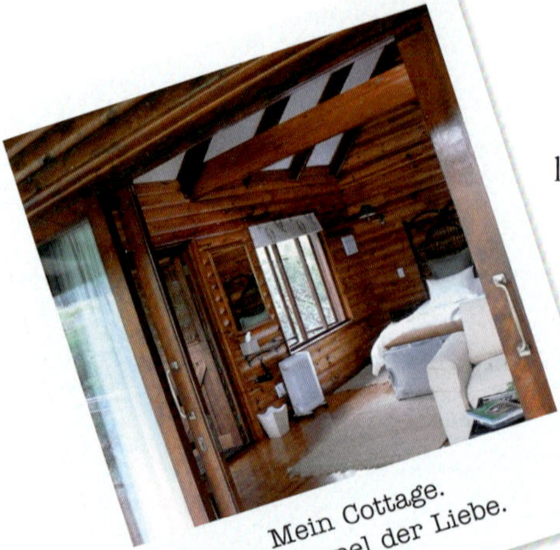

Mein Cottage.
Ein Tempel der Liebe.

Das Fern Cottage, ein rustikales, aber edel eingerichtetes Holzhaus inmitten herrlich duftender Farne, glich mit einer Giebelhöhe von gut fünf Metern eher einem Tempel der Liebe. Naturbelassene Holzbalken, die romantische Behaglichkeit ausstrahlten, liebevoll aufeinander abgestimmte Stoffe, ein modernes Bad, in dem sich flauschig weiche Handtücher stapelten, ein offener Kamin und ein riesiges Doppelbett, dessen geschwungene Eisenrahmen zu leidenschaftlichen Spielchen einluden, kurz gesagt ein Liebesnest der Extraklasse. Nie waren mir die Nachteile meines Singledaseins so bewusst wie in dieser prächtigen Hütte und in jenem Moment, als meine Gedanken gerade dabei waren, im Indischen Ozean abzutauchen.

Während meine Blicke abwechselnd über den Horizont, den rauschenden Fluss unter mir und den wild bewachsenen Hängen um mich herum wanderten, grummelte es in meinem stattlichen Bauch und kicherte es fröhlich hinter mir. Ich drehte mich um. Und mein Blick, der noch kurz von den Strahlen der untergehenden Sonne geblendet wurde, fiel auf ein junges Pärchen, das sich in der Hotellobby auf einer Couch amüsierte und die gegenseitigen Neckereien schließlich mit einem liebevollen, sehr verschmusten, zärtlichen, langatmigen Kuss unter leicht grunzendem Gequieke besiegelte.

Na prima! Fertig mit Spuckewechseln? Ihr zwei habt mir zu meiner selbst gewählten Einsamkeit gerade noch gefehlt, dachte ich. Bei so viel Liebe drehte es mir förmlich den Magen um, und wenn das Holz auf der Veranda nicht so schick gewesen wäre, hätte ich mich auf der Stelle übergeben können.

Da stand ich nun am anderen Ende der Welt, und selbst die lange Reise konnte nichts an meinen zwei größten Problemen ändern. Ich war fett und allein. Mit Bauch, aber ohne Frau.

Ich hatte München verlassen, um wieder zu mir zu kommen. Beinahe zwei Jahre hatte ich am Stück durchgearbeitet und war in dieser Zeit mit einem Job konfrontiert, der zwar gut bezahlt, aber ausgesprochen nervenaufreibend und unbefriedigend war.

All das gepaart mit der üblichen Routine des Alltagslebens, die mir weder Raum noch Zeit für Spielereien ließ und sich von Woche zu Woche immer dramatischer auf meine zunehmend schlechter werdende Stimmung auswirkte. Meine Belastbarkeit bewegte sich kontinuierlich gegen null, während mein Gewicht die andere Richtung und zwar gegen hundert einschlug. Viel Ausgleich, ich meine körperlichen Ausgleich, gab es nicht. Von den leidenschaftlichen Liebesspielen mit meinen letzten Affären einmal abgesehen – nur leider waren die mittlerweile auch schon seit Monaten Vergangenheit. Und ab und zu planschte ich eher lustlos im Schwimmbecken meines Fitnesscenters herum, kurz noch in die Sauna, das war es dann auch schon in Sachen Bewegung. Für alles andere gab es Aufzüge, mein Motorrad, meinen alten 924er Porsche oder eben Rolltreppen. Ansonsten sah mein Trainingsprogramm eher so aus: Arbeiten, Essen, Faulenzen. Arbeiten, Essen, Faulenzen. Arbeiten, Essen, Faulenzen und so weiter.

So kam es, dass ich mich bei einer Körpergröße von 177 Zentimetern auf stattliche 94 Kilo raufgearbeitet, -gegessen und -gefaulenzt hatte. Und statt Bewegungsprogrammen und Ernährungsumstellungen hatte ich mir lieber ein paar halbwegs glaubwürdige Entschuldigungen für mein Dicksein zurechtgelegt: »Ich habe eine Schilddrüsenunterfunktion, da ist Abnehmen ganz schwer. Auch ist mein Stoffwechsel viel schwächer als bei anderen.« Ich hatte es wirklich schwer, 94 Kilo schwer. An meiner Bewegungsfaulheit und den beinahe allabendlichen Marzipanorgien konnte es ja nicht gelegen haben – oder?

Beim Anblick der filmreifen Knutsch-Szene, deren ungewollter Zeuge ich geworden war, fühlte ich mich plötzlich richtig beschissen. Ich kam mir wie ein fetter alter Sack vor, der sein Lebensziel völlig verfehlt und auf einen Schlag alles verloren glaubte, was einmal sein starkes Ego ausgemacht hatte. Was halfen mir all die Pracht unseres Planeten und aller Luxus, wenn ich meine Erlebnisse mit niemand teilen und zu zweit genießen konnte. Und wie sollte ich mit meinem vom Fett schwer in Mitleidenschaft gezogenen Selbstbewusstsein überhaupt noch eine passende, geschweige denn meine Traumfrau finden?

Und ich glaube, es muss genau in diesem Moment gewesen sein, als ich den lieben Gott innerlich um Erbarmen anwinselte, er möge mich doch auf der Stelle von meiner größten Last befreien und mir als Trostpflaster für mein gebeuteltes Ich gleich noch eine liebe Freundin schicken. Nichts wünschte ich mir in diesem Moment sehnlicher, als meinen Bauch gegen eine Frau tauschen zu können. Adam musste schließlich nur eine Rippe hergeben. Mit meinen 19 Kilo Übergewicht würde der große Herr und Meister ein richtig fettes Geschäft machen, dem er nicht widerstehen könnte – hoffte ich. Nur so funktionierte das leider nicht, denn wie heißt es so schön: Hilf dir selbst, dann hilft dir Gott. Also ließ ich den lieben Gott einen guten Mann sein. Nicht er musste was ändern, sondern ich. Und so kam es, dass ich mir langsam, aber sicher ernsthafte Gedanken um mich, meinen Bauch und vor allen Dingen meine Gesundheit machte.

Besagtes Pärchen, das sich sichtlich schweren Herzens von seiner Couch getrennt hatte, stand nun, wie ich eben auch, in der Hotellobby und wartete auf die Eröffnung des Restaurants, das gerade noch frisch eingedeckt wurde. Wie immer kam ich auch mit dem Pärchen schnell ins Gespräch, das heißt, eher mit ihm. Nach dem üblichen, zunächst englisch gesprochenen

Meine Stimmung im Januar:

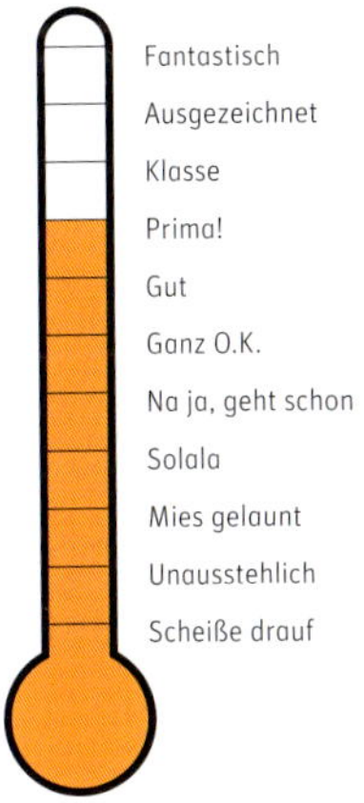

Small Talk über eines der faszinierendsten Fleckchen dieser Erde stellte sich am markanten Akzent meines Gesprächspartners schnell heraus, dass es sich bei dem Pärchen wohl um Deutsche handelte. Ich verkürzte auf Deutsch: »Und wo kommt ihr her?«, und mit irritiertem Blick meines Gegenübers bekam ich die Antwort: »Mir san aus Rosenheim!« Na super, dachte ich mir im Stillen, da hätte ich auch gleich in Bayern bleiben können. Und antwortete mit dem charmantesten Lächeln, das ich mir unter gegebenen Umständen rauskitzeln konnte: »Nein, so ein Zufall. Das ist ja klasse. Ich komm aus München.« Und hätte mich diesmal auf dem Perser übergeben können, wenn dessen Reinigung nicht so teuer gewesen wäre.

Irgendwie ließ es sich nicht vermeiden, mit den beiden am selben Tisch zu landen. An einem Vierertisch. Der Stuhl mir direkt gegenüber blieb frei, links daneben die frisch vermählte Braut, wie sich nach der Vorspeise herausstellte. Erst jetzt hatte ich Gelegenheit, sie mir etwas genauer anzusehen, während er neben mir über Reiseplanung, Beruf und Karriere fachsimpelte. Lauter Themen, die mir zu meiner anhaltenden Übelkeit auch noch gähnende Langeweile bescherten. Sie war Mitte 20, blond, hatte wunderschöne Kulleraugen, eine sehr sportliche Figur und war in ihrem ruhigen Wesen ganz nach meinem Geschmack. Und auch wenn sich der Gedanke nicht ziemte, stellte ich mir kurz vor, wie es wohl mit ihr im Bett sein würde: »Sehr geil!« spekulierte ich und wunderte mich gleichzeitig, was sie jetzt an ihm so toll fand, der mir gerade in urigstem Bayerisch mit technischen Themen das Ohr abknabberte. »Tja, wo die Liebe eben hinfällt«, dachte ich mir, gähnte an dieser Stelle unanständig laut vor mich hin und verzehrte den letzten Happen meines Straußensteaks – der mir im nächsten Moment beinahe im Hals stecken geblieben wäre, als ich im Restaurant das erste Mal um mich blickte:

Pärchen, Pärchen, überall Pärchen. Eines verliebter als das andere. Jetzt war mir der Appetit gründlich und endgültig vergangen. Ich legte mein Besteck zur Seite und sehnte nur noch den Moment herbei, da die Rechnung kommen würde und sich der Weg meines Tischpärchens und mir endlich und für immer trennen würde. Auf einen Nachtisch verzichtete ich. War ich froh, als diese Odyssee endlich ihr Ende fand. Ich setzte meinen Servus auf die Rechnung und verabschiedete mich sichtlich erleichtert und in freudiger Erwartung meiner wiedergewonnenen Einsamkeit ganz freundlich bei meinem Rosenheimer Traumpärchen.

Entspannt und allein schlenderte ich über den Hotelgarten rüber zu meinem Cottage. Über mir strahlten die Sterne in schillernden Farben und blinzelten am Firmament aufgeweckt um die Wette. Ich atmete mehrmals tief durch, lauschte den vielen Geräuschen der Nacht und genoss es, einfach nur da zu sein. Mehr brauchte ich nicht in diesen Augenblicken der Besinnung. Zurück in meiner einsamen Liebeshöhle, machte ich mir erst mal einen Kaffee und versuchte, mich weiter von dem Pärchendilemma zu erholen und meinen schwerwiegenden Frust zu verdauen. Was mir nicht gelingen wollte. Es schwirrte geradezu in meinem Kopf und rumpelte wie wild in meinem Magen, der wie ich mit

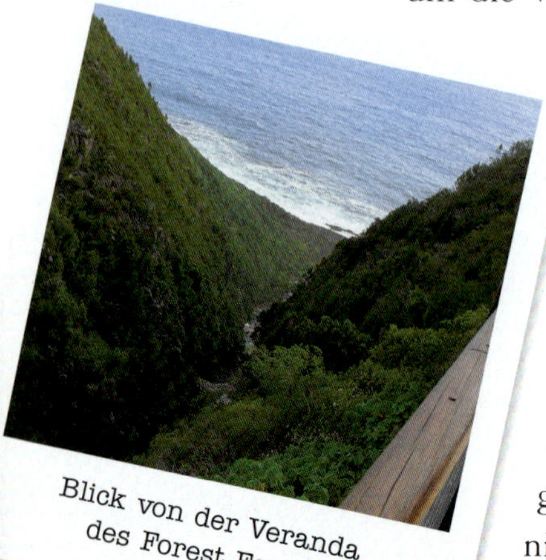

Blick von der Veranda des Forest Ferns.

der Gesamtsituation hörbar unzufrieden war. Den Tag zuvor, bei meiner Ankunft im Forest Ferns, kam ich mir noch wie der König von Afrika vor und konnte nach längerer Anreise den Luxus in meiner Hütte gnadenlos genießen: Ich machte mir ein fettes Schaumbad, benutzte drei riesige Frotteetücher, hüpfte vor Freude auf der Couch herum, bis die Schwarten krachten, warf mich mit riesigem Spaß in die Federbetten meines gigantischen Doppelbetts, schlummerte danach weg wie ein frisch gestilltes Baby und träumte die ganze Nacht von der schönsten Reise meines Lebens.

Nur in dieser zweiten Nacht im Fern Cottage konnte ich beim besten Willen nicht einschlafen. Ängste quälten mich. Ähnlich denen, wenn man als Kind das erste Mal im Dunkeln im eigenen Zimmer schlafen musste. Jedes Geräusch wurde zu einem Monster, jeder Schatten am Fenster zum Einbrecher. So ging es bis ein Uhr, zwei Uhr, drei Uhr morgens. Unruhig und schweißgebadet wälzte ich mich von einer Seite zur anderen. Um halb vier dann hatte ich von dieser Nacht die Schnauze gestrichen voll, schaltete die Lichter an, duschte eiskalt, warf die Kaffeemaschine an, schnappte mir mein Tagebuch und versuchte zu verstehen, was jetzt eigentlich mit mir los war. Und kam so auf die beste Idee meines Lebens.

Jahrelang schon plagte ich mich mit meinen Pfunden herum und war nie glücklich über sie, aber offensichtlich auch nicht unglücklich genug, um wirklich etwas zu ändern. Warum sollte ich abnehmen? Weil es Mode war, schlank zu sein? Bestimmt nicht. Weil Bauchfett so gefährlich für die inneren Organe ist? Quatsch – für mich kein Grund. Weil mich dumme Bemerkungen wie »Na? Wie lange haben wir uns schon nicht mehr gesehen? Seit etwa 16 Kilo?!« verletzten? Nein, leider nicht! Mein Abwehrmechanismus, der vor allen Dingen daran zu erkennen war, dass ich selbst Witze über mein Übergewicht machte, funktionierte schon viel zu gut. Vielleicht wegen

45 gute Gründe, leichter zu werden

Etwa 60 Prozent der deutschen Bevölkerung sind übergewichtig. Auch immer mehr Männer leiden darunter, dass ihre Rundungen der Norm für Attraktivität und Fitness nicht entsprechen. Dabei gäbe es so viele gute Gründe, leichter zu werden:

1. Wieder in das restaurierte Cabrio passen. **2.** Einmal durch die Röhre im Schwimmbad rutschen. **3.** Auf die alte Eiche klettern so wie früher. **4.** Ein Baumhaus bauen. **5.** Wieder mit dem Tanzen anfangen. **6.** Mit dem BMX-Rad auf einer Skateboardbahn fahren. **7.** Auf dem nächsten Klassentreffen die beste Figur machen. **8.** Einen Drachenfliegerschein machen. **9.** Wieder surfen gehen. **10.** Bei Partnerin, Freunden und Kollegen besser ankommen. **11.** Die alten Klamotten wieder tragen. **12.** Mehr Selbstsicherheit haben. **13.** Den eigenen Körper akzeptieren. **14.** Jünger und besser aussehen. **15.** Länger leben. **16.** Mehr Ausdauer beim Sex haben. **17.** Attraktiver wirken. **18.** Quergestreiftes tragen können. **19.** Blutdruck und Cholesterin senken. **20.** Ohne Selbstzweifel und Demütigungen leben. **21.** Leistungsfähiger sein. **22.** Weniger schwitzen. **23.** Langsamer altern. **24.** Gesünder sein. **25.** Sich für eine Beförderung bewerben. **26.** Herz, Kreislauf und Gelenke weniger belasten. **27.** Wieder lange spazieren gehen. **28.** Offener, fröhlicher und selbstbewusster sein. **29.** Das Leben genießen. **30.** Etwas nur für sich tun. **31.** Nicht mehr frustriert sein. **32.** Wieder Motorrad fahren. **33.** Eine positivere Ausstrahlung haben. **34.** Die Fettabsaugung beim Schönheitschirurgen absagen. **35.** Weniger Geld für Lebensmittel ausgeben. **36.** Sich endlich frei bewegen. **37.** Mit bewundernden Blicken gewürdigt werden. **38.** Ohne Reue ab und zu Chips essen. **39.** Chancen auf dem Arbeitsmarkt nutzen. **40.** Mehr Energie haben. **41.** Fitter und belastbarer sein. **42.** Die Badehosenfigur zurückerobern. **43.** Sich frisch verlieben. **44.** Neu anfangen und dranbleiben. **45.** Sich einfach besser fühlen.

meinem Bandscheibenvorfall? Schon eher, je weniger ich wiege, je weniger schmerzt die Scheibe, aber man(n) gewöhnt sich ja an alles, auch an Schmerzen. Dann vielleicht wegen der Klamotten? Ja hundert pro, in dem Wunsch, wieder in die geilen Sachen zu passen, stand ich Onkel Lagerfeld und Tante Fröhlich wirklich in nichts nach, nur war das genug Motivation für mich, die lange Strecke einer Lebensumstellung durchzuhalten? Nein!

Und so scharf war ich jetzt auch wieder nicht darauf in ein Anzüglein von Joop zu passen. Oder von Kenzo Takada, Issey Miyake, Hèrmes, Calvin Klein, Boss, Armani, Dolce & Gabbana und wie sie noch alle heißen und bedauerlicherweise bis zum Erbrechen nur für Schlanke wirklich perfekt geschnitten sind. Und überhaupt: Die berühmtesten Männer und Stars waren dick. Luciano Pavarotti, Otti Fischer und die Ottifanten z. B., Homer Simpson, Obelix, Gérard Depardieu und Garfield nicht zu vergessen. Nicht auszudenken, was aus ihren steilen Karrieren werden würde, würden sie plötzlich alle rank und schlank sein und wie Bruce Darnell aus Germany's Next Topmodel dahertänzeln. Obelix schlank und wohlmöglich auf hochhackigen Schuhen Hinkelsteine ausliefern und Römer verdreschen? Nein, das mochte ich mir nicht wirklich näher ausmalen.

So gab es in meinen Augen bedeutend mehr Dicke, die ich sympathischer fand, als diese dünnen Heringe auf den Laufstegen dieser Welt, die irgendwie nur fragwürdige Ideale propagierten, die mit dem wahren Wert des Menschen nicht viel zu tun hatten und aus eben diesem Grund kein Vorbild für mich waren.

Nichts gegen einen feinen Zwirn, aber die Modediktate waren nun mal kein wirklicher Grund für mich, meinen Lebensstil einer bleibenden Veränderung zu unterziehen. Der Grund abzunehmen musste für mich ein wirklich gewichtiger und enorm reizvoller sein. Nur welcher?

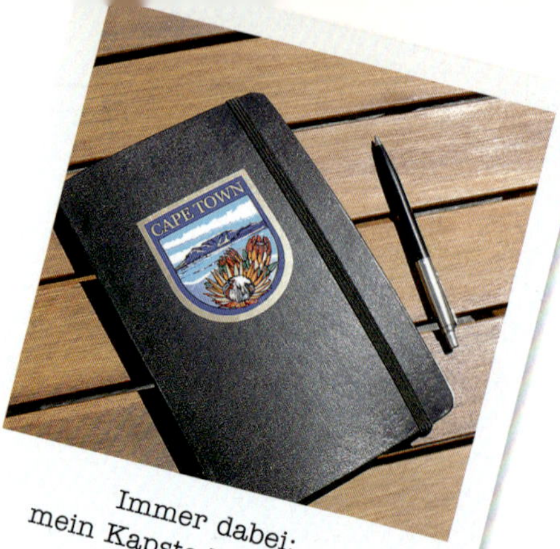

Immer dabei:
mein Kapstadt-Tagebuch.

Die Morgendämmerung bahnte sich langsam ihren Weg durch das Buschwerk, als ich weiter darüber nachdachte, welcher Grund mich nun nachhaltig dazu motivieren könnte, meine Lebensweise zu verändern. Da gab es z. B. Sportarten, die ich schon lange nicht mehr gemacht hatte wegen meiner Bandscheibe und meines Übergewichts. Ski fahren z. B., was ich früher ziemlich gut beherrscht hatte. Auf einer Moto-Cross-Maschine wollte ich auch seit ewigen Zeiten mal wieder die Erde durchpflügen. Nur auf Sport und Bewegung hatte ich dank 19 Kilo Übergewicht weder Bock noch die Kondition, daher schieden auch diese Gründe als Motivation aus.

Wegen den Frauen abnehmen? Was für eine Frage! Welcher Grund könnte verlockender und einladender sein, mein Ziel zu erreichen, als die Aussicht auf Zweisamkeit mit den schönsten Geschöpfen unseres Planeten? Obwohl es viele Frauen gab, denen mein Bauch einfach schnurzpiepegal war. Offensichtlich liebten sie mich, wie ich war, was ich nicht verstehen wollte, denn ich selbst konnte mich dick am allerwenigsten leiden. Und doch malte ich mir aus, wie meine Chancen auf dem Markt der Herzen deutlich ansteigen würden, sobald ich rank und schlank bin. Vor allem bei den Damen, die mein Herz am allerhöchsten schlagen lassen – schlank, blond oder brünett, braune oder blaue Kulleraugen, schöner Busen, etwa 170 Zentimeter groß und zwischen 26 und 34 – tatsächlich sehr, sehr, sehr reizvolle Gründe, mein Leben zu ändern. Was auch höchste Zeit wurde, weil sich mein überflüssiges Fett ehrlich gesagt auch nachteilig auf meine Leistungen im Bett auswirkte – noch ein äußerst triftiger Grund, endlich etwas an meinem Körper zu ändern, aber so ganz alleine einfach nicht stark genug. Ich blätterte in meinem Tagebuch, das ich extra für meine Südafrika-Reise angelegt hatte, und suchte nach weiteren überzeugenden Argumenten, die mich, den größten Fettwanst im Tsitsikamma Nationalpark, zur Fettreduktion bewegen könnten. Und dann kam ich mir selbst langsam, aber sicher auf die Schliche.

Mein größter Frust im Leben bestand an sich darin, dass ich seit mehr als 20 Jahren einen Job ausübte, der mir in letzter Zeit überhaupt keinen rechten Spaß mehr machen wollte und mit dem ich mich mit zunehmendem Alter immer weniger identifizieren konnte. Ich war Werber, ein Kreativer, der seit seinem 14. Lebensjahr inständig davon träumte, Schriftsteller zu sein. Wie oft schon hatte ich mir ausgemalt, wie es wohl wäre, ein Buch zu veröffentlichen, mein Buch. Als Trost schrieb ich am allerliebsten auf fernen Reisen Tagebuch, um meine unendlichen Eindrücke auf Papier zu bannen, einzig und allein zu meinem persönlichen Vergnügen und in ehrenvoller Achtung meines Jugendtraums. So auch auf dieser Reise. Und immer sorgte ich für jede Menge Extrapapier.

Als das Morgenlicht langsam in mein Cottage drang, schrieb ich wie beiläufig auf den Titel eines Schulhefts, das ich mir in einem der Shopping Malls an der Garden Route gekauft hatte, ein paar verträumte, aber sehr gewichtige Zeilen: *»Tausche Bauch gegen Frau!« Written by Mike Kroiss, Forest Ferns Tsitsikamma Nationalpark, January 8th 2007.* Selbstverliebt blickte ich auf das Geschriebene und fand allein schon den Titel ziemlich klasse. Ich überlegte weiter und entwickelte zwischen fünf und sechs Uhr ein komplettes Buchkonzept und schrieb alles nieder, was mir dazu einfiel. Und plötzlich hatte ich einen weiteren Grund, endlich etwas an meiner Leibesfülle zu ändern, und auch noch das perfekte Rezept, meine Unzufriedenheit endlich loszuwerden: die Verwirklichung meines Jugendtraums – mein erstes Buch.

Mein Vater, Gott sei seiner lieben Seele gnädig, hätte mich wahrscheinlich für größenwahnsinnig erklärt, schon an dieser Stelle an einen Bestseller zu denken. Aber genau dieser Gedanke motivierte mich, mir auszumalen, wie alles laufen könnte. Ich würde Gott und der Welt von meiner Buchidee erzählen und von meinem neu gesetzten Ziel, innerhalb von einem Jahr 19 Kilo dauerhaft abzunehmen und meine Lebensweise anhaltend umzustellen. Der Druck von außen wäre so groß, dass ich gar nicht anders könnte, als am Ball zu bleiben. Ich würde mir einen Fotografen suchen, der das Ganze noch auf Bilder bannt. Und sobald ich einen Verlag gefunden hätte, würde mir am Ende gar nichts anderes übrigbleiben, als zu schreiben und abzunehmen. Am Ende wäre ich gertenschlank, ein berühmter Schriftsteller und würde das Bundesverdienstkreuz kriegen, weil ich Deutschland um einige Tonnen Fett erleichtert hatte. Schließlich würden mir die Frauen die Bude einrennen, und ich müsste sie mir nur noch aussuchen – meine Traumfrau. Herrlich. Kurz nach sieben Uhr schlief ich endlich wieder tief und fest, wie ein frisch gewickeltes Baby und träumte vom schönsten Happy End aller Zeiten.

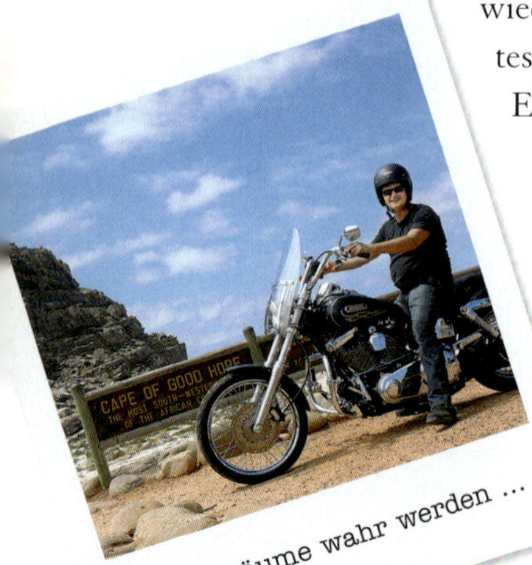

Wenn Träume wahr werden …

Bereits drei Stunden später war ich schon wieder am Packen, um die zweite Hälfte meiner Reise anzutreten und zurück nach Kapstadt zu fahren. Schmunzelnd warf ich einen letzten Blick in mein traumhaftes Cottage, brachte meine Sachen zum Wagen und vergnügte mich ausgiebig am Frühstücksbuffet. Dem Pärchen, das die ganze Geschichte erst ins Rollen gebracht hatte und gar nicht wusste, welchen großen Gefallen es mir damit getan hatte, begegnete ich auch noch mal kurz. Dann fuhr ich ab. Nach jener Nacht und meinem Abschied von dem verliebten Paar und meinem Haus der Erkenntnis, ging es mir gleich viel besser. Wahrscheinlich, weil ich ein klares Ziel vor Augen und noch jede Menge Urlaub vor mir hatte. Ich war wieder auf Reisen und scherte mich einen Dreck um überflüssige Pfunde. Mein Bauch und ich bekamen jede Menge Sonne zu sehen und machten fortan nur noch, was uns Spaß und Freude bereitete.

Schon lange hatte ich mir vorgestellt, wie ich mit der Harley zum Kap der Guten Hoffnung fahren würde und ein schickes Foto von mir und der Maschine machen würde – und meinem Bauch natürlich. Und es war wie immer, wenn ich mir etwas lange genug eingebildet und schließlich erreicht hatte. Am Höhepunkt meiner Reise angekommen, grinste ich recht dreckig in die Kamera und genoss jeden Augenblick meines herrlichen Lebens in vollen Zügen.

Wenn schon, dann richtig

Mit sogenannten Diäten ist es nicht getan. Wer langfristig schlank werden und bleiben will, muss seine Lebensweise umstellen. Das braucht Zeit und vor allen Dingen ganz wichtige persönliche Gründe, um bis zum gewünschten Ziel motiviert zu bleiben. Welcher ist Ihr ganz persönlicher Motivationsgrund, Ihr Leben auf schlank umzustellen? Welche Gründe könnten Sie motivieren, bis zu Ihrem Wunschgewicht durchzuhalten?

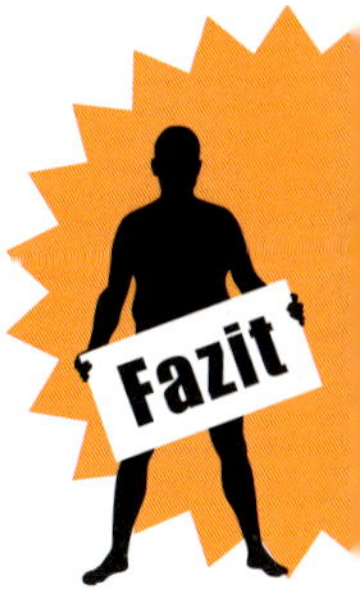

FEBRUAR 2007

Die nackten Tatsachen. Ehrlichkeit ist der beste Start.

Da hatte mir nun meine Reise nach Südafrika neben vielen tollen Geschichten und Begegnungen vor allen Dingen eine klasse Buchidee und schon mal drei Kilo weniger Gewicht eingebracht. Viel Bewegung im fernen Land und Berge von Obstsalat hatten wie von selbst ein paar Pfund dahinschmelzen lassen. Der Nachteil war nur, dass ich mich nach meinem Urlaub so pudelwohl in meiner Haut fühlte, dass ich erst mal gar keinen Gedanken daran verschwendete, auf der Stelle mit meiner Lebensumstellung zu beginnen. Dank mehrerer Wochen Pause von meinem Münchner Werberleben und einer gesunden Bräune ging es mir einfach prächtig, genauso prächtig, wie ich aussah. Ich war so begeistert von meiner Traumreise und so selbstzufrieden, dass ich meinen Tiefpunkt im Tsitsikamma Nationalpark völlig verdrängt hatte und mich noch nicht einmal nach einer Frau sehnte. Dass ich noch immer fett und allein war, empfand ich offensichtlich nicht mehr so schmerzhaft – kaum zu glauben, wie schnell ich wieder im alten Trott gelandet war und mir da gehörig selbst was vormachte. Aber wer will schon gern das Alleinsein spüren? Wer gesteht sich einfach mal so ein, dass er mit seinem Körper in den letzten Jahren ziemlich viel Schindluder

Meine Start-Daten bei der Ernährungsberatung:

Bei meiner ersten offiziellen Messung hatte ich ein Gesamtgewicht von 91 kg. Davon waren 30,3 kg reines Fett. Meine Magermasse betrug 60,7 kg, wovon 44,5 kg aus Wasser bestehen.

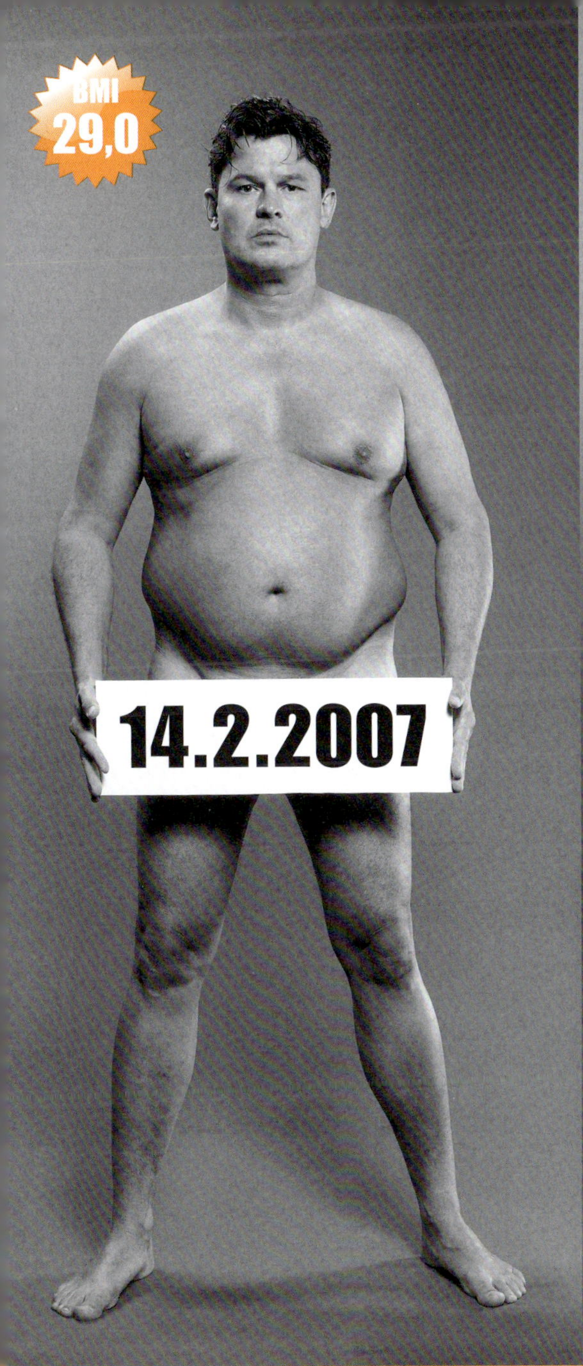

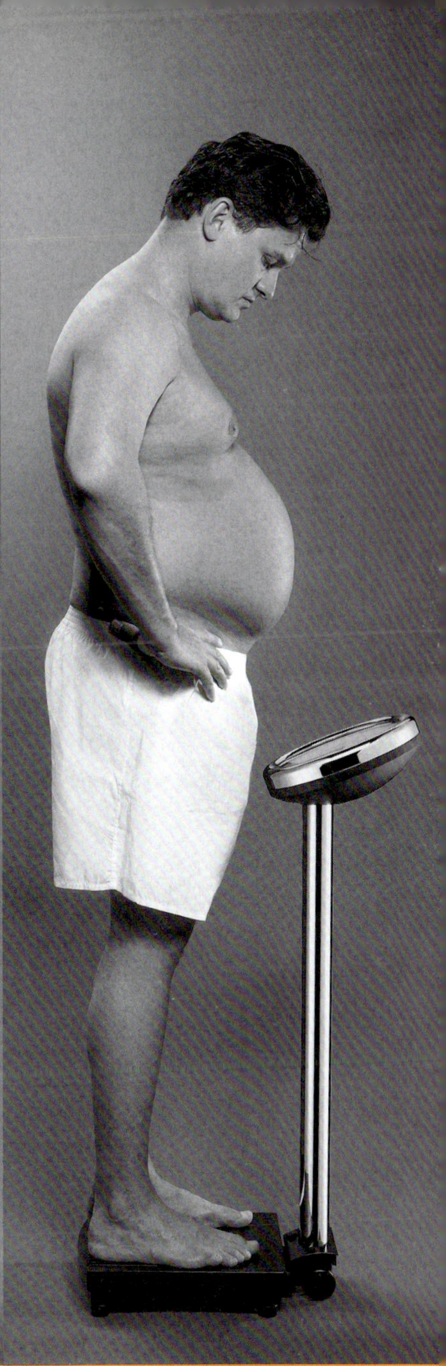

Gewicht	91,0 kg
Fett	30,3 kg
Wasser	44,5 kg

-15 -10 -5 91 kg

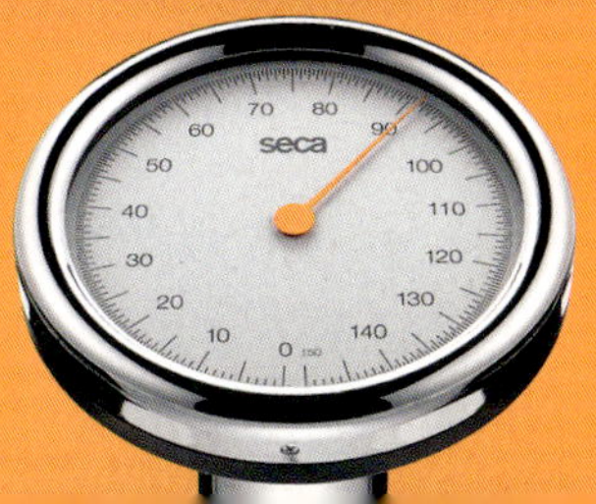

getrieben hatte und mittlerweile andere Attribute sein Eigen nannte als schlank, sportlich, sexy und heiß begehrt – nämlich fett, faul, gefräßig und alleinstehend? Ich war offensichtlich noch nicht bereit, mir mein Fehlverhalten wirklich einzugestehen, mich der Resultate mutig zu stellen, um die Sache endlich in Angriff zu nehmen. Und ich glaube, hierin liegt das allergrößte Problem, wenn es darum geht, im Leben grundlegende Veränderungen einzuleiten und schließlich durchzuhalten. Die Überwindung des hinterlistigen Selbstbetrugs, der alles daransetzt, den Tatsachen nicht ins Auge blicken zu müssen, um alles einfach so weiterlaufen zu lassen wie immer. Kurz gesagt: Ich drückte mich vor der Veränderung und schwärmte lieber wochenlang von meiner Reise und meiner Buchidee. Das war leichter, als mein Fett wegzukriegen.

Zu meinem Glück war ich in Sachen Buch wesentlich konsequenter, zielstrebiger und engagierter als bei der längst überfälligen Umstellung meiner Lebensweise. Schon kurz nach meiner Rückkehr in München hatte ich meinen Buchtitel *»Tausche Bauch gegen Frau!«* beim Titelschutzanzeiger angemeldet und ein neues Tagebuch angelegt, diesmal digital, um meine Erlebnisse rund um Bauch und Frau festzuhalten. Und wie geplant, Gott und der Welt begeistert von meiner Idee erzählt und meinem Plan, von jetzt an gerechnet 16 Kilo dauerhaft abzunehmen. Sprich, ich wollte am Ende nur noch 75 Kilo wiegen anstelle der 91 Kilo, die ich gerade draufhatte. Nur davon zu erzählen war bisher leichter, als es tatsächlich umzusetzen war. Einer der Ersten, dem ich von meinen Plänen erzählt hatte, war ein ehemaliger Schulkollege und guter Freund, seines Zeichens Fotograf, der spontan zusagte: »Mike, das ist ein klasse Projekt, die Fotos mache ich dir.« Gesagt, getan. Wir vereinbarten auf der Stelle einen möglichen Fototermin für Mitte Februar. Die Idee dabei war, jeden Monat zwei Fotos von mir zu machen.

Eines frontal und eines seitlich, um so meine Fortschritte, aber auch eventuelle Rückfälle zu dokumentieren – ganz ohne Retuschen versteht sich. Angestachelt durch das anstehende »Fotoshooting«, wie wir Werber zu einem Fototermin auf Neudeutsch sagen, war auch plötzlich wieder der nötige Druck da, den ich persönlich immer brauche, um Dinge ordentlich in Angriff zu nehmen.

So vereinbarte ich auch gleich noch einen Termin bei meinem Hausarzt, der nicht nur alle meine Blutwerte gespeichert hatte, mich und meine gesundheitlichen Probleme in und auswendig kannte, sondern auch noch eine Ernährungsberatung anbietet, bei der kontinuierlich einmal im Monat meine Körperzusammensetzung, also Fett, Wasser und Zellmasse gemessen wird. So hätte ich dann zu allen Fotos auch gleich noch die richtigen Daten dokumentiert. Eine runde Sache, genauso rund wie ich. Doch langsam, aber sicher spitzte sich die Lage für mich und meinen Bauch zu.

Am 14. Februar 2007 um 12 Uhr 30 hatte ich ein Beratungsgespräch mit meinem Hausarzt, und eine halbe Stunde später wurde mein Körper nach seiner aktuellen Beschaffenheit vermessen. Klar, dass ich auch dem Arzt meines Vertrauens erst mal von meiner Idee erzählte, bis wir zum eigentlichen Thema, dem Abnehmen, kamen. Mein Arzt, der selbst mit überflüssigen Pfunden zu kämpfen hatte, fand mein Projekt ziemlich interessant und warf gleich einen Blick in seinen Computer. Die aktuellen Blutwerte hatte ich schon Ende Januar. Denn bei mir gab es tatsächlich ein Problem mit der Schilddrüse, sie war

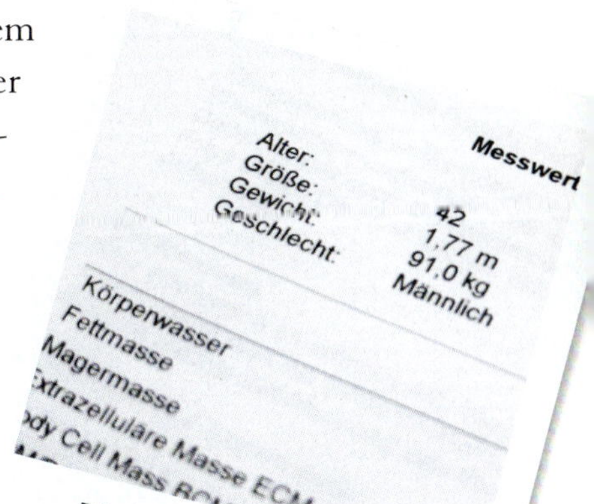

Meine erste Messung:
91 Kilo auf 1,77 m Körpergröße.

Meine Stimmung im Februar:

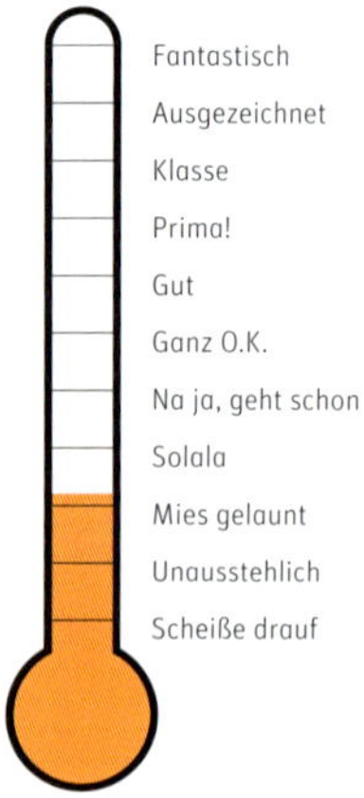

etwas zu klein, und die daraus resultierende Unterfunktion machte das Abnehmen nicht gerade leichter. Statt des Schilddrüsenhormons, das mir seltsamerweise immer deprimierend aufs Gemüt schlug, behandelten wir das Problem mit DHEA, einem besser verträglichen Jungbrunnenhormon, das die Fitness der Körperzellen fördert und so das allgemeine Wohlbefinden steigert. Mit der Therapie hatte ich vor Afrika begonnen, als ich extrem unter Müdigkeit litt. Wie die Blutmessungen zeigten, hatten sich bei mir alle Werte deutlich verbessert. Das änderte zwar nichts an der Größe meiner Schilddrüse, aber die Voraussetzungen abzunehmen waren deutlich besser geworden und meine Ausrede, dass ich es schwerer mit dem Abnehmen hatte als andere, war damit gestorben. Eine Ausrede weniger, immerhin.

Tatsache war also, dass ich wie jeder andere auch abnehmen konnte, vielleicht nur nicht ganz so schnell. Wie das im Detail vonstattengehen sollte, wusste ich leider nicht. Ich selbst hatte, außer meinem Buchprojekt und der Vorstellung, mir mit allem ein Jahr Zeit zu lassen, keinen Plan. Aber das Ernährungsprogramm, das mein Hauarzt anbot, machte es mir leichter, einen Einstieg zu finden. Dabei ging es erst mal darum, wieder in einen normalen Essensrhythmus zu finden. Jahrelang habe ich auf Frühstück verzichtet, mittags selten Appetit gehabt und mir dafür spät abends alles reingefuttert, was der Kühlschrank, die Knabbervorräte und Schubladen voll Süßigkeiten zu bieten hatten, meist im Liegen vor dem Fernseher, um dann mit vollem

Bauch eine Stunde später einzuschlafen. Viel schlimmer ging es nicht. Dazu meine extreme Bewegungsfaulheit und beinahe chronische Müdigkeit. Ein Teufelskreis, dem ich durch meinen kleinen Abenteuerurlaub wenigstens etwas entkommen war. Nur an meinem Essensrhythmus hatte ich nicht das Geringste geändert.

Nach dem Beratungsgespräch wurde um 13 Uhr schließlich meine aktuelle Körperzusammensetzung gemessen. Ich wog genau 91 Kilo und bestand aus 60,7 Kilo Magermasse und 30,3 Kilo Fett. Das sind über 20 Eineinhalb-Liter-Flaschen pures Fett! Zur Magermasse zählen übrigens Muskeln, Knochen und Organe, und sie ist uns in ihrer individuellen Zusammensetzung angeboren, nur das Fett haben wir uns später angeeignet, vor allen Dingen das Überflüssige. Für mich, mit einem Körperbau mittlerer Größe, wäre eine Fettmasse bis 12,6 Kilo noch in Ordnung, wie die Auswertung meiner Daten ergab. Ich hatte also 17,7 Kilo zu viel Fett am Leib. Mein Idealgewicht läge bei 73,3 Kilo. Mit meiner Selbsteinschätzung, 16 Kilo abnehmen und nur noch 75 Kilo wiegen zu wollen, lag ich also gar nicht so verkehrt. Ein Zeichen dafür, dass ich wenigstens mein Körpergefühl nicht komplett verloren hatte.

Mein Body-Mass-Index, kurz BMI, betrug 29. Ein BMI über 25 wird als Übergewicht, alles über 30 als fettleibig bezeichnet. Der BMI berechnet sich übrigens aus Gewicht geteilt durch Körpergröße im Quadrat (kg/m^2). Bei mir also 91 : (1,77 x 1,77) = 29,05. Ganz einfach, das verstand sogar ich als Matheflasche.

Dabei kann Übergewicht natürlich noch andere Ursachen haben, wie z. B. ausgeprägte Muskulatur oder besonders schwere Knochen oder krankhafte Wassereinlagerungen, aber in den allermeisten Fällen handelt es sich, wie bei mir eben auch, um viel zu viel Fett. 17,7 Kilo Fett, die es galt, irgendwie runterzukriegen. Ein Kilo Fett entspricht in etwa einem Brennwert von

7.000 kcal. Insgesamt müsste ich also 123.900 kcal verbrennen. Mein Grundumsatz, also das, was mein Körper verbrauchte, um mich am Leben zu halten, lag bei 1.750 kcal. Wenn ich 70 Tage ruhig sitzen bleiben würde, wäre alles weg. So ging das natürlich nicht. Ich könnte auch 190-mal ins Fitnesstraining gehen, wenn ich dabei je 652,1 kcal verbrenne. Wie das funktionieren sollte, war mir völlig schleierhaft. Ich und regelmäßig Sport treiben? Undenkbar!

Nach der Besprechung meiner Messergebnisse begann die Ernährungsberatung meines Hausarztes. Er vertritt ein Konzept zur Gewichtsreduktion, das im Wesentlichen darauf beruht, den Blutzuckerspiegel so lange wie möglich niedrig zu halten. Denn erst dann geht der Körper an die Fettreserven. Um das zu erreichen, leert man an den ersten zwei Tagen mit entsprechenden Ernährungspräparaten alle Glykogen-Speicher. Dann gibt es zweimal am Tag einen Shake, der alles hat, was der Körper an Vitaminen und Mineralstoffen braucht, aber den Blutzucker unten hält. Einmal am Tag darf man eine Mischkost zu sich nehmen, eher kohlenhydrathaltig, um die Muskeln ordentlich zu versorgen. Dazu sollten mindestens zwei Liter Wasser getrunken werden. Bei konsequenter Anwendung könnte ich so in einer Woche über ein Kilo Fett verlieren.

Das hörte sich fantastisch an und so furchtbar einfach, dass ich mich gleich ordentlich mit dem »Zauberpulver« eindeckte, um gleich am darauffolgenden Wochenende meine Speicher zu entleeren. Ich sah mich schon elfengleich durch den Englischen Garten hüpfen und zahlte mit verträumten und leicht verblendeten Augen meine Präparate. Viel Kohle für wenig Pulver, kann ich da nur sagen.

Bevor ich zum Fotostudio fuhr, pfiff ich mir erst mal bei McDonald's einen McRib®, zwei Cheeseburger, neun Chicken McNuggets®, eine fette Tüte Pommes frites mit viel Ketchup

Weg mit dem Speckbauch

Fette sind optimale Träger von Geschmacks- und Aromastoffen, ein wichtiger Bestandteil der täglichen Nahrung und Transporteur fettlöslicher Vitamine im Körper, wie z. B. A, D, E und K. Fett ist allerdings nicht gleich Fett. Je nach Sorte stecken darin eine Reihe ganz unterschiedlicher Fettsäuren – die einen können krank machen, die anderen sind lebensnotwendig. Bestimmte Fette sind wichtig für ein gesundes Herz. Mit den richtigen Fetten bleiben die Gefäße jung und ohne Ablagerungen. Schlechte Fette fördern die Häufigkeit von Herzinfarkten und Schlaganfällen sowie Rheuma und Arthritis. 30 Prozent Fett, 15 Prozent Eiweiß und 55 Prozent Kohlenhydrate sollte unsere tägliche Nahrung enthalten. Kinder verbrennen durch ihr schnelles Wachstum deutlich mehr Fett, deshalb darf es bei ihnen ein Drittel der Kalorien ausmachen.

Zu den wertvollsten Fetten zählen Raps- und Walnussöl. Sie enthalten einen hohen Anteil an ungesättigten und essenziellen Fettsäuren. Darauf folgen Weizenkeim-, Soja- und Olivenöl. In Butter, Schmalz und Plattenfetten wie Kokos- und Palmkernfett steckt viel an gesättigten Fettsäuren, sie sind weniger empfehlenswert.

Wenn der Bauchumfang wächst, ist dies nicht nur ein ästhetisches Problem, sondern immer auch ein Warnsignal. Denn dann hat sich rund um die inneren Organe Fett abgelagert. Dieser dicke Fettmantel produziert eine Vielzahl von Substanzen, die unsere Gesundheit belasten. Mit jedem Zentimeter Speckbauch steigt z. B. das Risiko für erhöhte Blutzuckerwerte (Diabetes mellitus), ungünstige Blutfettwerte (Dyslipidämie) oder Bluthochdruck (Hypertonie). Riskant wird es für Frauen mit einem Bauchumfang ab 88 Zentimeter und für Männer ab einem Bauchumfang von 102 Zentimeter.

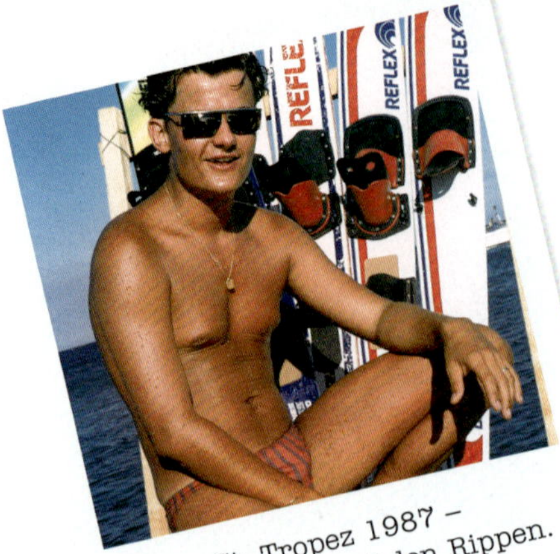

St. Tropez 1987 –
keine 70 Kilo auf den Rippen.

und einen großen Vanille-Milchshake rein. Hmmmjammi, das war lecker und ging schön schnell. Hunger, kaufen, essen, fertig, rülps. So viel zum Thema Esskultur. Für unterwegs schnappte ich mir noch zwei Apfeltäschchen, presste mich in meinen 924er Porsche und mampfte auf der Fahrt zu meinem Fotografenkumpel fröhlich vor mich hin. Essen und Autofahren, da sag noch einer, Männer können nicht mehrere Sachen auf einmal machen. Blöd sind immer nur das fettige Lenkrad und die Krümel auf der Hose. Nur gut, dass ich nicht mehr in meinen schicken Anzug passte und in letzter Zeit nur noch mit Jeans unterwegs war. Denn während ich das erste Apfeltäschchen gekonnt lässig in zwei kurzen Häppchen vernascht hatte, sträubte sich das zweite Täschchen etwas und klatschte mir an einer roten Ampel, unter etwas stürmischer Betätigung der Bremsen, glatt und heiß zwischen die Beine. Na Mahlzeit! Aber egal, war ja nur die Jeans.

Am Eingang des Fotostudios wartete mit großem Hallo mein Schulfreund, der sich schon sehr auf das anstehende Shooting freute. Nur mir war schon etwas mulmig. Vorher gab es noch einen kräftigen Kaffee, bei dem wir die Bildauffassung besprachen. Die Fotos sollten am Ende möglichst nichts vertuschen und ohne viel Schnickschnack dokumentieren, wie sich mein Körper im Laufe des Jahres hoffentlich recht schnell verändern würde. Dazu noch ein Schild für das Datum und Boxershorts für die seitlichen Aufnahmen, das war es auch schon. Das passende Licht dazu zauberte mein verbündeter Leib-Fotograf wie besprochen. Und am Ende bekam ich ganz genau, was ich wollte – bedauerlicherweise. Denn, was ich später am Bildschirm zu sehen bekam, wir fotografierten natürlich alles digital und extrem hochauflösend, war erschreckend, um nicht zu sagen entsetzlich. Während mich die aktuellen Daten über die Zusammensetzung meines Prachtkörpers eher kaltließen, traute ich meinen Augen nicht, als ich mir das Ausmaß meiner Faulheit und schlechten Ernährung genauer unter die Lupe nehmen konnte. Und wann hat man(n) schon die Gelegenheit, sich sein eigenes Fett mal in seiner ganzen Pracht reinzuziehen? Vor allem dann, wenn der einzige Spiegel zu Hause nur bis zur Brust reicht. Mit meinen 43 Lenzen ging ich jetzt nicht davon aus, den Körper eines Zwanzigjährigen zu haben, nur das, was sich bei mir in den Jahren angesammelt hatte, musste nun wirklich nicht sein.

An meiner stolzen Brust war ein Busen gewachsen, der leicht hing, das Fett quoll unter den Achseln und zwischen den Oberschenkeln, der Bauch fing langsam an, den Gravitationskräften nachzugeben, und eine fette Wurst drehte fast eine ganze Runde um das, was einmal meine Taille gewesen sein musste. Mein Hintern, vor gar nicht langer Zeit schön rund und knackig, runzelte jetzt und sah irgendwie platt gedrückt aus. Das Ganze in Verbindung mit meinen, nach unten immer dünner werdenden Beinchen, die mich in den letzten Jahren ja nur ins Bad, aufs Klo, zum Kühlschrank oder Auto bringen mussten – alles in allem ein erbärmlicher Anblick. Gesehen hab ich das natürlich schon öfter im Urlaub, aber bei anderen eben. Ich hätte nie gedacht, dass das bei mir selbst genauso scheiße ausschaut.

Und genau hier liegt das fetteste Problem von Dicken: Die Selbsteinschätzung lässt nach, der Blick auf den eigenen Körper verschiebt sich. Und solange ich noch irgendwie das Gefühl hatte, »so schlimm ist das ja jetzt gar nicht«, habe ich auch nichts geändert. Mein Fotograf und ich lachten uns natürlich erst mal kaputt über das Ergebnis, das sich da an seinem Bildschirm breitmachte.

Gleichzeitig aber schämte ich mich für mein früheres Verhalten, das meinen Körper so verunstaltet hatte. Denn der Mann am Bildschirm war ich und nicht irgendeine theoretische Figur, ein unbekanntes Model, zu dem ich keinen persönlichen Bezug hatte. So sehr ich mich zwar über die humoristische Seite der Bilder freute, verletzten mich die Details schon sehr. Sie taten richtig weh. Witze über mein Übergewicht fand ich plötzlich nicht mehr lustig, und in Anbetracht meiner nackten Tatsachen nahm ich mir vor, in Zukunft keine lustigen Bemerkungen mehr über meinen Bauch zu machen. Auch wenn mir Humor geholfen hatte, im wahrsten Sinne des Wortes, die Hosen runterzulassen, mit dem Ergebnis, meine Fettdepots nicht mehr schönzureden, sondern endlich und für immer wegzukriegen.

Wir waren schon mit der Auswahl der besten Motive beschäftigt, als ich mir überlegte, wie das eigentlich vor sich gegangen war. Denn es gab einmal eine Zeit, als ich ausgewachsen gerade mal 64 Kilo wog, etwas später und lange Zeit 68 Kilo. Als ich das erste Mal über 70 Kilo wog, kam ich mir schon ziemlich dick vor, 74, 75, 76 Kilo war lange Zeit okay. Rauchen aufhören brachte mich über die 80, 82, 84 Kilo. Als ich schließlich noch vor neun Jahren mit dem Trinken aufhörte und meinen Frust nicht mehr in Alkohol ertränkte, wurde Essen zum neuen Glücksersatz für alles, was ich in meinem Leben nicht erreicht hatte. Mit 41 wog ich das erste Mal über 90 Kilo. Höchstkampfgewicht bei Abreise nach Afrika Dezember 2006: 94 Kilogramm. Das waren genau 30 Kilo mehr, als ich als ausgewachsener Zwanzigjähriger auf den Knochen hatte, und entspricht einer Gewichtszunahme von 1,304 Kilo pro Jahr. Schöner Mist. Wenn das so weitergehen würde, könnte ich mit 70 Jahren flotte 130 Kilogramm wiegen. Manuel Uribe aus Mexiko, der dickste

Mann der Welt, wäre froh, nur 130 zu wiegen. Aber nein danke, mein scheinbar zartes Übergewicht war mir jetzt schon viel zu viel.

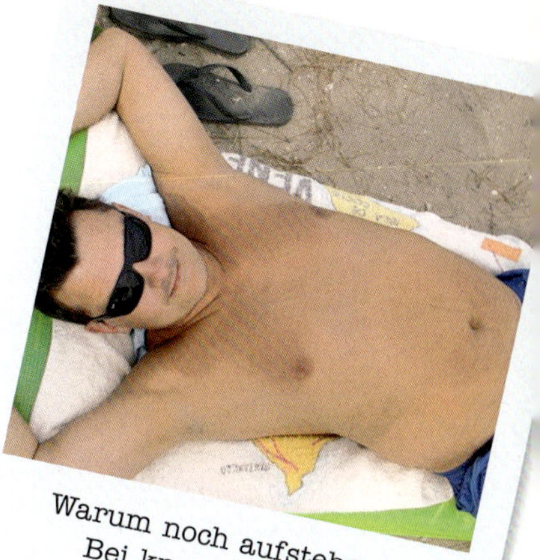

Warum noch aufstehen? Bei knapp 94 Kilo.

Dass ich mit diesem Problem in Deutschland nicht alleine dastand, war mir auch kein wirklicher Trost, im Gegenteil, ich fand die aktuellen Zahlen über die Fettleibigkeit der Deutschen eher erschreckend und ehrlich gesagt recht symptomatisch für ein Volk, das bis zur WM 2006 Weltmeister im Jammern war. Nur trinken konnten sie noch besser – mich eingeschlossen. 48 Prozent der deutschen Männer waren wie ich übergewichtig, 18,8 Prozent waren sogar fettleibig, hatten also einen BMI von über 30. Rechnen war zwar noch nie meine Stärke, aber angenommen bei diesen insgesamt 66,8 Prozent männlicher Dicken bis Fetten handelte es sich um 20.000.000 Männer mit einem durchschnittlichen Übergewicht von 20 Kilo Fett, dann hätten die deutschen Männer 400.000.000 Kilo Fett zu viel drauf. Das wären 400.000 Tonnen reinstes deutsches Männerfett. Prädikat: Made in Germany. In Kilokalorien umgerechnet ergäbe das insgesamt 2.800 Milliarden Kilokalorien. Mal ehrlich! Wozu brauchen wir Deutschen das? Ging es uns so schlecht? War der Krieg wieder ausgebrochen? Oder war dies das Ergebnis einer hausgemachten Frustfresswelle als Strafe für das viele Jammern? Was hat meine Oma immer gesagt, wann immer ich was zu beklagen hatte: »Sei dankbar für das, was du hast, woanders verhungern die Menschen.«

Dass es mit einer Diät allein nicht getan ist, war mir schon längst klar, weil meine Kondition inzwischen völlig im Eimer war. Wahrscheinlich erschreckten mich daher diese dicken Schinken von Diätbüchern mit den immer wieder gleichen joggenden, perfekten Pärchen, die nicht nur schlank, sondern teils schon magersüchtig waren. Ellenlange Listen von Trainingstabellen, Kalorientabellen, Gerichten, die man sich zubereiten sollte, und, und, und. Eine Horrorvorstellung für jemanden, der erst mal so weit gebracht werden musste, seinen faulen Hintern von der Glotze wegzukriegen, um unter Einsatz seiner Beine weiter zu gehen als bis zum nächsten Zeitungskiosk. Die Alarmglocken schrillten schon lange und unüberhörbar wie die Mittagssirene. Ich wusste ganz genau, dass ich mich bewegen musste, um abnehmen zu können – mit 16 Kilo Extragepäck. Schon der Gedanke brachte mich zum Schwitzen. Und noch was: Auch zu gutem Sex gehört etwas Vitalität, und dabei denke ich nicht an Marathons, sondern eher an einen spontanen, leidenschaftlichen Quickie oder ein schönes, ausgedehntes, romantisches Spielchen mit unterschiedlichen Tempi. Nein – so wie ich beieinander war, würde ich schon ins Schwitzen kommen, wenn meine Liebste oben all die Arbeit für mich erledigen würde. Obwohl es mittlerweile weit weniger bedurfte, mich in verhängnisvolle Stellungen zu bringen. Schuhe binden mit diesem Ranzen brachte mich bereits in Atemnot. Profis sprechen hier von einer sogenannten Weichteilhemmung. Lustiges Wort, bedrückende Wirkung. Wie auch immer, mir war vollkommen klar, was ich alles ändern musste, um wieder halbwegs in Form zu kommen, nur all die schlauen Bücher, die es bisher zum Thema gab, hinterließen bei mir immer das Gefühl, keine Ahnung zu haben.

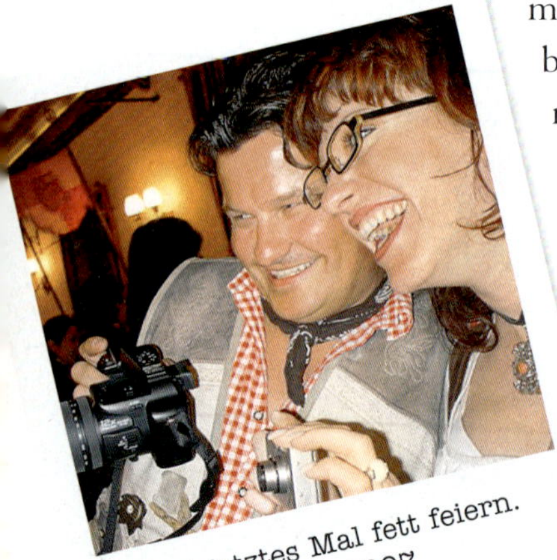

Ein letztes Mal fett feiern.
26.2.2007

Spätestens beim Anblick meiner Fotos war mir alles klar. Ich allein trug die Verantwortung für mein früheres und mein zukünftiges Verhalten. Ich war der Herr über meine Gesundheit, kein Diätpapst, kein Sportguru, Heilpraktiker, Mediziner oder Therapeut. Die Zeit war reif, meine Gesundheit endlich wieder selbst in die Hand zu nehmen und nicht länger auf Wunder zu warten, sondern auf mich selbst zu vertrauen. Ich brauchte niemanden, der mir sagen musste, was ich zu tun und zu lassen hatte, und ich wollte selbst herausfinden, was gut für mich ist. Mit meinem Hausarzt und meinem Lieblingsfotografen hatte ich schon mal zwei gute Verbündete. Mein Arzt konnte mir in jeder Situation helfen, wenn ich das wollte, und die monatlichen Fotos würden mich in Schach halten. Endlich machte ich Nägel mit Köpfen und versuchte, die grauenhaften Bilder meiner Fettmasse so schnell wie möglich zu vergessen. Von jetzt an wollte ich nur noch schlank sein und alles daransetzen, ordentlich mein Fett wegzukriegen. Aber noch mal richtig fett feiern, das wollte ich mir dann doch nicht nehmen lassen – im Hofbräuhaus am 26. Februar 2007 mit Schweinsbraten, Spezi und lustigen Frauen.

Den Tatsachen ins Auge blicken

Über Diäten kann man Meinungen haben, über Fakten lässt sich nicht streiten. Blicken Sie offen und ehrlich auf Ihren aktuellen Gesundheitszustand. So schmerzhaft die Einsichten auch sein mögen – seien Sie mutig! Der erste Schritt zur Veränderung sollte Sie in jedem Fall zu Ihrem Hausarzt führen. Mit ihm und in der Zusammenarbeit mit einem Ernährungsberater können Sie dann einen gesunden, individuell auf Sie zugeschnittenen Plan entwickeln, Ihre Lebensweise langfristig und dauerhaft zu ändern.

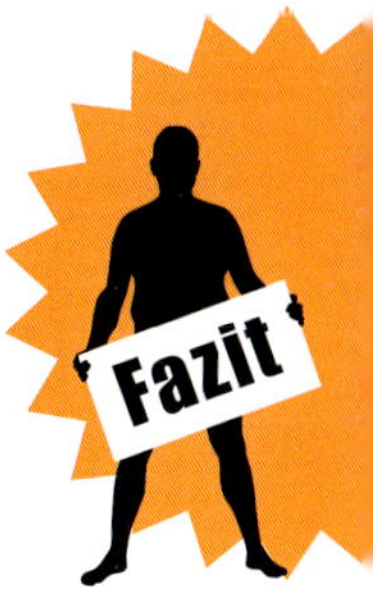

MÄRZ 2007

Haltung einnehmen. Bauch rein, Brust raus und Kopf gerade!

An sich ist es immer dasselbe. Egal, was ich in meinem Leben verändern möchte, ich muss meinen faulen Hintern hochkriegen und in die Gänge kommen. Egal, wo mich der erste Schritt hinführt. Und dann geht es darum, dranzubleiben und alle Hindernisse, allen voran den inneren Schweinehund, zu überwinden. Mein erster Schritt führte mich also zu Hausarzt und Ernährungsberater, dann ins Fotostudio, wo ich meine nackten Tatsachen ablichten ließ. Nicht nur wegen des Buches, sondern um mir das volle Ausmaß meiner Bewegungsfaulheit und miserablen Ernährung einmal genauer anzusehen.

Als Nächstes hatte ich mir privat einen Trainer geleistet, den mir Freunde empfohlen hatten, um mir einen wirkungsvollen Trainingsplan verpassen zu lassen. Praktischerweise hatte er im Hinterhof auch noch ein kleines Fitnessstudio mit Duschen und Sauna, das ich für kleines Geld jederzeit benutzen durfte. Mein Trainer war ein durchtrainierter Typ, der zwar fit, aber im Vergleich zu mir recht verhungert aussah. Nachdem wir mein aktuelles Gewicht von flotten 87,2 Kilo ermittelt hatten, was ich meinem »Zauberpulver« zu verdanken hatte, ging es auch schon in das nächste Beratungsgespräch.

Mein Gewicht im März: 87,2 kg

Am Anfang geht ordentlich was weg, leider auch Wasser. Ich verlor 1,2 kg Wasser, aber auch 2,3 kg Fett und leider 0,3 kg gesunde Zellmasse. Gesamtabnahme: 3,8 kg.

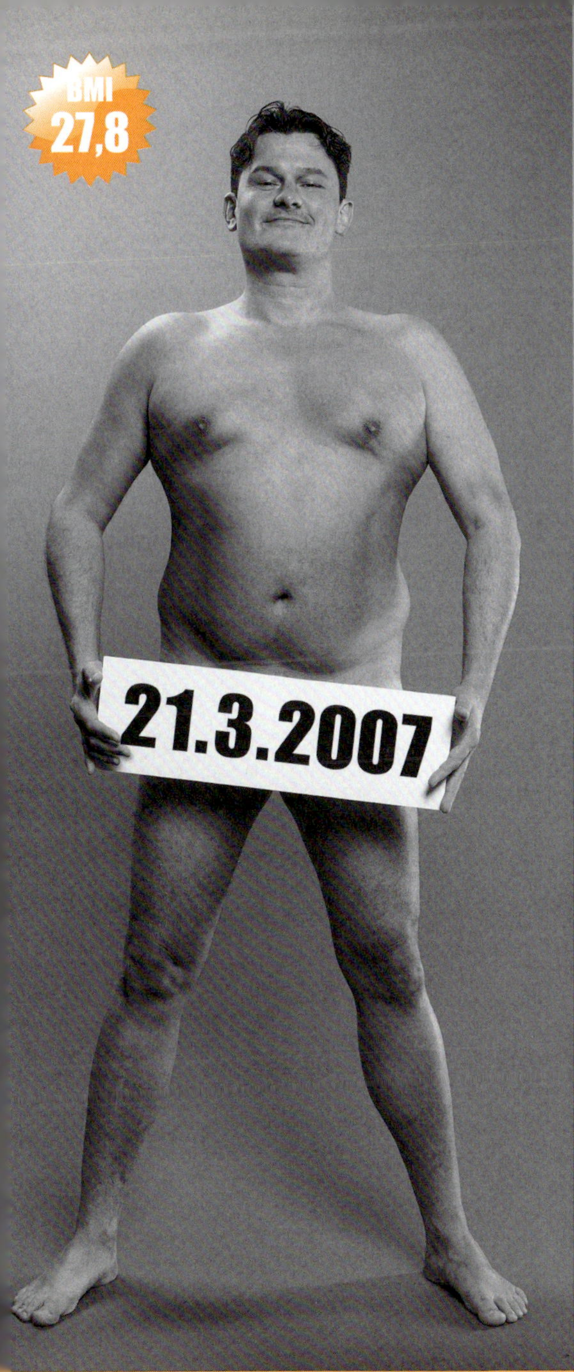
BMI
27,8
21.3.2007

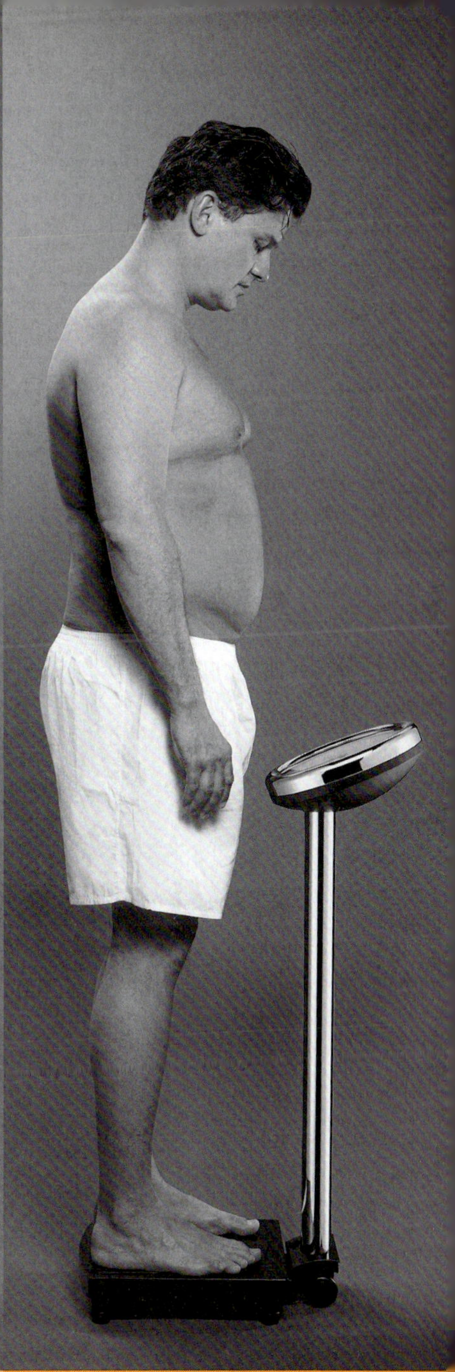

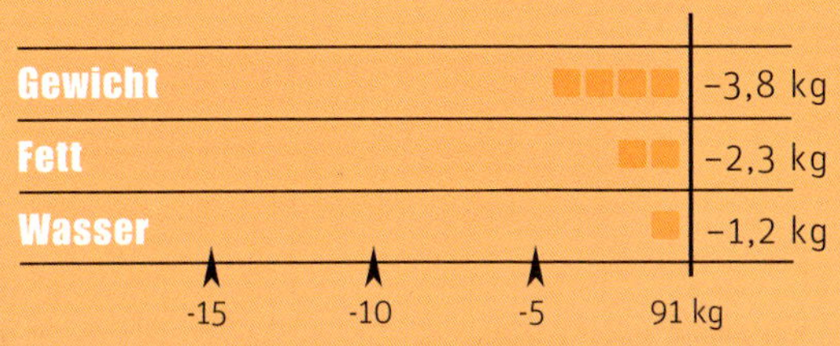
Gewicht
−3,8 kg
Fett
−2,3 kg
Wasser
−1,2 kg
-15
-10
-5
91 kg

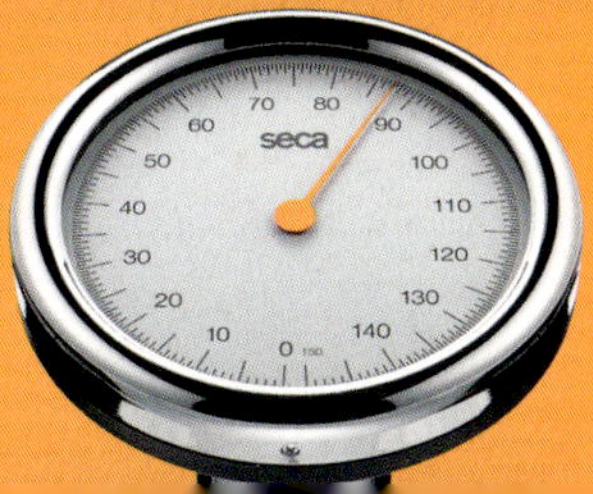
seca

Wie immer an dieser Stelle begann ich, begeistert von meinem Buch zu erzählen. Mein Gegenüber lauschte aufmerksam und war offensichtlich an meinen Sichtweisen sehr interessiert. Ich beendete meine Ausführungen mit der Definition meiner Wünsche: 75 Kilo wiegen, mehr Kondition haben, ein paar Muckis aufbauen und etwas für mein Kreuz tun wegen der Bandscheibe. Allem Anschein nach machte mein Buchprojekt den Trainer etwas redseliger als sonst, weshalb er mir ein paar Infos zukommen ließ, zu denen er sich normalerweise wohl nicht so viel Zeit genommen hätte. Ich lümmelte mich lässig in den Stuhl, stützte meinen Kopf mit Hand und Ellenbogen auf dem Trainertisch ab und harrte der Dinge, die ausnahmsweise einmal mir erzählt wurden. »Weißt du Mike, das Wichtigste beim Training überhaupt ist die richtige Haltung. Eine aufrechte, energiegeladene Haltung!« Ups, da hatte er mich aber kalt erwischt. Wie auf Befehl setzte ich mich aufrecht hin, was mich leicht anstrengte und mir einiges an Konzentration abverlangte. Während ich krampfhaft versuchte, meinen Rücken gerade zu halten, erzählte das Fitnesspaket vor mir weiter. »Ich trainiere eine Menge Übergewichtige wie dich, wobei ich schlimmere Fälle als deinen kenne. Es ist jedes Mal das Gleiche. Das Gewicht ihres Bauches zieht die Jungs nach vorn und trainiert bei ihnen eine leicht eingerollte Fehlhaltung. Die wiederum ist auf Energiesparen ausgerichtet. Und mit genau der gleichen Haltung gingen, vielmehr lümmelten sie sich durch ihr Leben.« Doppel-Ups. Woher kannte der Mann meinen Lebensstil?

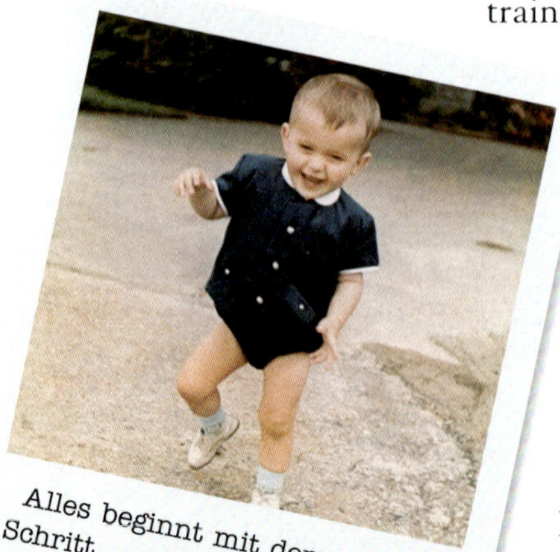
Alles beginnt mit dem ersten Schritt … auch das Abnehmen.

Das war bei mir auch so und abgesehen von den Momenten, in denen ich vor größerem Publikum eine Präsentation halten durfte, saß ich irgendwo lässig herum oder fläzte mich faulenzend auf Couch oder Bett, und selbst mein Essen nahm ich oft halb liegend wie ein alter Römer zu mir. Diesem Mann konnte ich leider nicht widersprechen. Und ich dachte mir, dass er wahrscheinlich gleich die üblichen Geschichten in Sachen Bewegungsfaulheit ablassen würde.

»Zudem bewegen sich die Jungs nicht gerne.« Aha. Ich wusste, dass er das sagen würde. »Das liegt oft auch an einem Trauma aus der Kindheit. Viele von den Herren, die ich trainiere, waren damals schon übergewichtig und wurden deshalb immer zuletzt in die Schülermannschaften gewählt. Diese traumatische Erfahrung hat sich so tief bei ihnen im Unterbewusstsein verankert, dass sie als Erwachsene nur negative Assoziationen mit Bewegung haben.« Das kannte ich. Mich haben sie auch immer zuletzt gewählt. Damals war ich zwar zaundürr, aber meine Sehschwäche führte immer dazu, dass ich selbst bei Basketball die einfachsten Bälle nicht fangen konnte. »Vielen hilft diese Erkenntnis, ihre Haltung gegenüber Sport grundlegend zu verändern«, führte die Sportskanone weiter aus. »Der Mann ist gut!« dachte ich mir, denn in diesem Moment war mir klar, warum ich nie so richtig Lust auf Sport hatte. Nur Geräteturnen mochte ich immer sehr, da kam es nicht auf Sehschärfe, sondern mehr auf die richtige Technik an. Ups, mein Rücken war schon wieder krumm. Das war gar nicht so leicht, die alten Muster zu durchbrechen.

Während ich so mein Kreuz mit dem Kreuz hatte, begann mein Fitnessberater einen neuen Trainingsplan für mich zusammenzustellen: »Zehn Minuten Aufwärmen, 25 Minuten Laufband, 25 Minuten Cross-Trainer und ein paar Kraftübungen für den unteren und oberen Rücken sowie Brust- und Beinmuskulatur. Und Sit-ups natürlich. Das schauen wir uns gleich mal an den Geräten an.« Der Typ hatte wohl einen Vogel. Das Training würde über eine Stunde dauern, geht's noch. »Das schaffst du locker, Mike. Nach dem dritten Mal hast du das drin. Das geht schon«, motivierte mich der Sportler, der damit ganz richtig auf meinen entsetzten Blick reagiert hatte. Noch etwas ungläubig folgte ich dem Trainer zu den Sportgeräten.

Wir hatten besprochen, dass ich erst einmal nur Geräte nehmen würde, die gut für mein Kreuz waren. Radeln kam nicht für mich in Frage, weil da der Bauch durchhing und meine Bandscheiben überstrapazierte. Das Laufband hingegen – ich lief erst mal auf der niedrigsten Stufe – unterstützte mich hervorragend darin, zu üben, gerade zu gehen. Ein Schritt nach dem anderen. Und von Schritt zu Schritt ging es besser, bis ich schließlich einen harmonischen Bewegungsablauf hinbekam und mich dabei von Minute zu Minute aufrechter bewegte. Beim Cross-Trainer, der in etwa die Bewegung von Langläufern imitiert, konnte man nur mit geradem Rücken trainieren, andernfalls wäre ich am Anfang glatt vom Gerät geflogen. Wir gingen die weiteren Geräte durch. Manche von ihnen waren mir nicht völlig unbekannt, weshalb mein Trainer nur ab und zu korrigierend eingreifen musste. Am Schluss zeigte er mir noch ein paar Sit-ups, bei denen es darauf ankam, den Rücken flach am Boden und die Beine, angewinkelt im 90-Grad-Winkel, oben zu halten. Und wie bei allen Übungen, die etwas bringen sollten, musste ich jede Bewegung konzentriert und langsam ausführen.

Ich merkte am Ziehen der Muskeln, dass ich es richtig machte. Und je präziser ich die Trainingseinheiten durchführte, je weniger Wiederholungen musste ich machen. Ich arbeitete meistens mit zwölf Wiederholungen und zwei bis drei Sätzen. Hm, das hatte ja schon ganz gut geklappt fürs erste Mal. Zum Glück musste ich die Cardio-Geräte Laufband und Cross-Trainer heute nur je fünf Minuten bedienen. »Siehst du, war doch gar nicht so schwer. Noch Fragen?«, beendete die Sportskanone das erste Training. »Nö danke, erst mal alles klar!«, hörte ich mich noch sagen und nahm einen kräftigen Schluck aus meiner Wasserflasche, die mich von jetzt an immer beim Training begleitete. Eineinhalb Liter pro Training! Drei Mal die Woche! Und das regelmäßig!

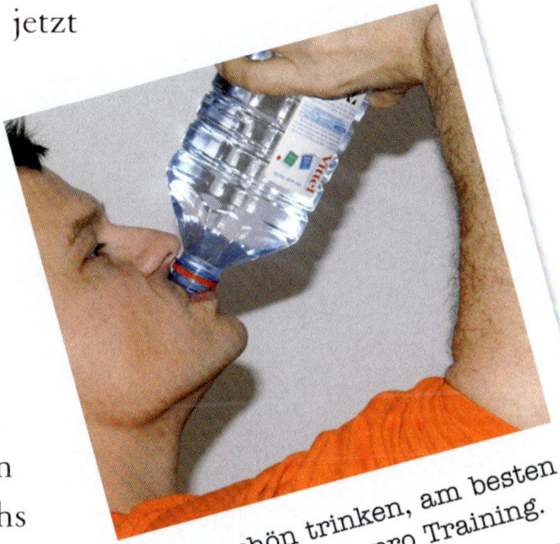

Immer schön trinken, am besten eineinhalb Liter pro Training.

In der Sauna ließ ich mir den Verlauf meines ersten Trainings und die schlauen Sprüche vom Trainer noch mal durch den Kopf gehen. Schon beim Sitzen während des Beratungsgesprächs und noch deutlicher auf dem Laufband hatte ich extreme Schwierigkeiten, mich aufrecht zu halten. Und ich fragte mich, wie es sonst so mit meiner Aufrichtigkeit stand. Und da mir Ehrlichkeit schon damals bei meinem Alkoholproblem geholfen hatte, mich selbst aus der Patsche zu ziehen, kam ich mir auch in Sachen eigener Fehlhaltung schnell auf die Schliche.

In den letzten Jahren war ich nie darauf aus, Energie zu verbrauchen – ich meine mit meinem eigenen Körper. Ich hatte es mir rundherum so bequem wie irgend möglich eingerichtet und ging größeren Anstrengungen förmlich aus dem Weg. Alles war eh schon so schwer und so anstrengend. Und ich glaube, dass ich selbst sehr gut wusste, dass das nicht in Ordnung war, und mir selbst gegenüber unaufrichtig geworden war. Dazu noch Heimlichtuereien wie die nächtlichen Gänge zum Kühlschrank oder die vielen Naschereien zwischendurch, von denen ich ganz genau wusste, dass sie mir und meiner Figur nicht guttaten. Ich beschummelte mich rund um die Uhr selbst, alles auf

Kopf hoch, selbstbewusst sein

Wie ein Mensch sich gibt, wie er sich hält, wie er geht, wie er sich bewegt, das ist vielleicht entscheidender für seinen Eindruck als ein klassisch schönes Gesicht. Aufrecht, Schultern zurück und Blick nach vorn gerichtet, so hält sich der selbstbewusste Mensch. Machen Sie doch einmal diesen kleinen Selbstversuch:

1. Nehmen Sie eine gelangweilte Körperhaltung ein, setzen einen gelangweilten Gesichtsausdruck auf, atmen, als wären Sie völlig müde und gelangweilt.
2. Nun setzen Sie sich so hin, als wären Sie voller Energie, total konzentriert, völlig wach und voller Neugierde. Spüren Sie, wie gut sich die Körperhaltung eines energiegeladenen Menschen anfühlt? Wie Ihre Körperhaltung Ihre Gefühle beeinflusst?

»Wer sich vom Kummer beugen lässt, wird von ihm beherrscht«, weiß der Volksmund. Und tatsächlich konnte in Experimenten nachgewiesen werden, dass unsere Körperhaltung einen Einfluss auf die emotionale Verarbeitung von Erfahrungen hat. Meyers Lexikon beschreibt Körperhaltung »als die durch den Stützapparat des Körpers und die Ausprägung bestimmter Muskelgruppen bedingte aufrechte Körperstellung des Menschen«. Und so kämen der straffeste Bauch und die schönsten Bauchmuskeln nicht zur Geltung, wenn die Haltung nicht stimmt. Mit Rolfing können Sie Ihre Körperhaltung in kurzer Zeit optimieren, mit mehr Beweglichkeit und einem verbesserten Gespür für Gleichgewicht. Positiv wirken auch die Yogastellungen (Asanas), die Sie in jedem guten Yoga-Ratgeber finden. Sie helfen, ein Gefühl für den eigenen Körper zu entwickeln, stärken Gesundheit, Selbstvertrauen und eine gute Körperhaltung. Vielleicht probieren Sie einmal die Asana »Virabhadrasana«, die »mächtiger Held« bedeutet und die Aus- und Aufrichtung des Körpers mobilisiert.

Kosten meiner eigenen Gesundheit. Dazu jammerte ich ewig: »Ich bin zu dick. Ich bin zu dick. Ich bin zu dick.« Das wirkte auf mein urteilsfreies Unterbewusstsein wie ein Befehl, den es wie ein folgsamer Diener auch ausführte. Und siehe da: Ich war zu dick, zu dick, zu dick.

Mit dieser Einstellung und Haltung mir selbst gegenüber kam ich natürlich nicht weiter, deshalb versuchte ich mir seit meinem ersten Trainertermin immer wieder vorzustellen, wie sich das wohl anfühlt, schlank zu sein. Ich meine richtig schlank und knackig, soweit das mit 43 noch möglich war. Ich kannte einige Jungs in meinem Alter, die noch sehr flott und gut trainiert daherkamen. Und auch wenn ich diesen potenziellen Konkurrenten am Markt der Herzen anfangs recht neidisch um ihre trainierten Körper war, orientierte ich mich fortan an ihnen. Und bei jedem Dicken, den ich sah, inklusive meinem Spiegelbild, dachte ich mir: »So nicht mehr, Mike, damit ist jetzt Schluss!« Also trainierte ich dreimal die Woche eineinhalb Stunden und meistens spätabends, weil ich tagsüber einiges zu tun hatte. Und weil ich die Schlüssel für das kleine Fitnessstudio im Hinterhof hatte, musste ich mich zum Glück an keine Öffnungszeiten halten.

Fortan arbeitete ich sowohl an meiner körperlichen als auch an meiner geistigen Haltung, wo immer ich konnte. Was auch meine Betrachtungsweise auf meinen WG-Kumpel änderte. Mit meinen 43 lebte ich nach wie vor in einer WG mit einem durchtrainierten Enddreißiger, der trotz Asthma einen Marathon nach dem anderen lief. Wir teilten den gleichen Humor, weshalb die WG bereits acht Jahre gehalten hatte. Ansonsten hatten wir wirklich nicht viel gemeinsam. Er trainierte wie ein Verrückter, war sparsam, arbeitswütig und hochdiszipliniert. Da möchte man meinen, dass mich die Lebensweise meines Mitbewohners irgendwie motiviert hätte, es ihm gleichzutun, aber die Wirkung war eher die gegenteilige. Geradezu aus Trotz

Meine Stimmung im März:

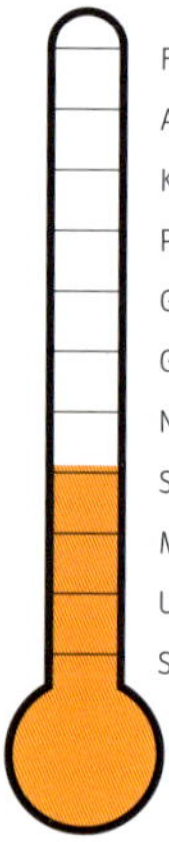

wollte ich nicht so sein wie er und schlug seine Tipps jahrelang in den Wind. Jetzt war das anders geworden. Ich wollte zwar noch immer nicht werden wie er und schon gar keine Marathons laufen, aber ich begann, mir ein paar Sachen von ihm abzugucken. Das hat sicher auch dazu geführt, dass ich meine eigenen Ausreden nicht mehr akzeptierte oder besser gesagt, mich von ihnen nicht mehr davon abhalten ließ, endlich etwas zu unternehmen. Er hätte mit seinem Asthma die beste Ausrede gehabt, nicht laufen zu müssen, jeder hätte ihm zugestimmt. Nur Laufen ist das Beste, was er tun konnte, und er lief und lief und lief. Egal, wie er sich fühlte, und egal, wie das Wetter war. Und weil er auch noch ein Sparfuchs ist, machte er alle Kraftübungen auf dem Boden, mit Hanteln und an der Trainingsstange, die bei uns im Wohnzimmer montiert war. Er trainierte Jahr ein Jahr aus und hatte kaum ein Gramm Speck am Leib, während ich pro Jahr ein Kilo zugenommen hatte.

Und er nahm sich Zeit und Ruhe zum Essen, aß viel und gut und blieb schlank dabei. Warum? Weil er bedeutend mehr verbrannte, als er den ganzen Tag zu sich nehmen konnte. Er hielt auch nicht viel von »Zauberpulvern« wie das, von dem ich mich gerade ernährte. So gesehen war der große Sportler und WG-Kumpel zu einem guten Beispiel für mich geworden. Auch war er ein Beweis dafür, wie viel sich ein Mensch bewegen konnte. Tatsächlich ist unser Körper dafür geschaffen, locker zehn Kilometer am Tag zurückzulegen, 80 Prozent der Deutschen legen gerade mal 600 Meter am Tag zurück. Bei mir waren das vor meiner Sportlerkarriere wahrscheinlich noch weniger gewesen.

Dank meiner zunehmenden Konzentration darauf, mein Leben nach Fehlhaltungen zu durchforsten, kam immer mehr Klarheit und zwangsläufig ein paar Wahrheiten zutage, denen ich jahrelang geschickt aus dem Weg gegangen war. Noch ein riesiger Unterschied zwischen mir und meinem WG-Kumpel war, dass er die Konfrontation geradezu suchte, während ich eher auf Rückzug ging, wann immer wir wegen unserer Unterschiede in Streit gerieten. Auch diese Haltung änderte sich bei mir im Laufe der Zeit. Schon allein dadurch, dass ich mich wieder und wieder darin übte, meinen Rücken gerade zu halten. Früher allerdings war der Rückzug, meinen Kopf einziehen, fast schon zum Lebensprinzip geworden. Sich einmummeln, sich verkrümeln, sich verstecken und einen dicken Schutzwall um sich zu bauen, trug offensichtlich auch mächtig zu meiner Leibesfülle bei. Und meine Wohnsituation, das kleine Zimmer im hinteren Eck unserer WG, passte perfekt zu dieser alten Einstellung.

Aber nicht mehr zu dem Leben, das ich mir für meine Zukunft auszumalen begann. Eine schöne Zweizimmerwohnung im Herzen Münchens, das wäre prima. Nur um das zu erreichen, musste ich ebenfalls Haltung bewahren und zielstrebig darauf hinarbeiten und durfte mich nicht von den Umständen ablenken lassen. Denn der Monat hatte es schwer in sich. Die Aufträge kamen nicht so rein, wie ich mir das erhofft hatte, zudem hatte ich eine Nasen-OP für Mitte März geplant, die mich völlig aus dem Training brachte und mich in Sachen Zauberpulverdiät aus der Bahn warf. Alles mit der Folge, dass ich körperlich mies drauf war, langsam Existenzängste entwickelte und natürlich wieder zunahm.

Alle meine Pläne und Ziele, mein Buch, das Abnehmen, eine eigene Wohnung, waren plötzlich in Gefahr, und trotz meiner reichen Erkenntnisse fiel ich erst mal in ein tiefes Loch. Für gewöhnlich hätte ich an dieser Stelle wieder begonnen, alle

Schotten dicht zu machen, um sämtliche guten Vorsätze über Bord zu werfen und mich für den Rest meines erbärmlichen Lebens von Marzipan zu ernähren. Mir ging es ja mal wieder so schlecht. Tatsächlich aber hatte ich mir meine Nasenscheidewand in einer Privatklinik in Bogenhausen, einem Münchner Nobelviertel, begradigen lassen, wurde verwöhnt und umsorgt wie ein König. Am Abend vor meiner Operation gönnte ich mir noch eine mehrgängige Henkersmahlzeit beim feinsten Italiener, den ich finden konnte. Die Tage besuchten mich meine besten Freunde, und mein allerbester Kumpel brachte mich so zum Lachen, dass mir das Blut in die Nasenschleuder schoss und der Stationsarzt hereinkam, um sich etwas Ruhe zu erbitten. Wir lachten, bis die Wände wackelten. Und genau an das Viergängemenü beim Nobelitaliener und die Nasenschleuder-Lachattacke erinnerte ich mich, als es mir seelisch nicht sonderlich gutging.

Trotz der scheinbar ungünstigen Umstände raffte ich mich langsam, aber sicher auf, da weiterzumachen, wo ich begonnen hatte. Da die Werbeagenturen offensichtlich genauso wenig von mir wollten wie ich von ihnen, kurierte ich die Nachwehen meiner OP ordentlich aus und begann, die zwölf Kapitel für mein Buch zu entwickeln. Ich konnte zwar immer nur eine Stunde am Tag arbeiten, aber das reichte, um den Rahmen für meinen Jugendtraum zu schaffen. Das Training ließ ich vernünftigerweise sein, bis alles ausgeheilt war, und mit meiner Diät ließ ich es auch erst mal gut sein. Großen Appetit hatte ich gerade sowieso nicht. Ich musste mich sehr zusammenreißen, nicht wieder in die alten Verhaltensweisen zu rutschen. Also versuchte ich, das Gute an meiner Situation zu entdecken: Ich hatte Zeit für mein Buch. Und wenn ich mir dafür auch schönere Umstände gewünscht hätte, bemühte ich mich, diese Zeit zu genießen und das Beste daraus zu machen. So wollte ich das eigentlich durchhalten.

Dummerweise hatte ich viel zu viel Zeit zum Nachdenken und Rumliegen. Dabei wurde mir erst mal so richtig klar, wo es in meinem Leben noch so haperte und weshalb ich mich gar nicht wundern musste, warum ich keine Frau hatte. Denn einen Beruf auszuüben, hinter dem ich nicht hundertprozentig stand, war auch nicht wirklich aufrichtig, aber irgendwie vertretbar, weil es scheinbar den meisten so ging. Nur wollte ich mich wirklich den Einstellungen der breiten Masse anschließen? Bis dahin tat ich es, ohne darüber nachzudenken.

Wollte ich meinen zukünftigen Damenbekanntschaften erzählen, wie doof ich meinen Job als Werber fand und dass ich ja so gerne ein Buch schreiben würde? Nein, dieses traurige Bild eines ewig unzufriedenen Mannes wollte ich nicht mehr darstellen. Nichts war unattraktiver als ein Mann, der nicht wusste, was er wollte, oder nur seine Situation beklagte, ohne etwas zu ändern. Auch hier hatte ich einigen Nachholbedarf, was die richtige Einstellung anging. Ich erkannte immer mehr, dass ich mich jahrelang selbst um wichtige Erfolge betrogen hatte. Ich verharrte in einer alten Position, die mir nur schadete, aber hatte gleichzeitig Angst, sie zu verlassen. Und genauso, wie sich mein Körper und meine Muskeln erst einmal an den aufrechten Gang gewöhnen mussten, musste sich mein Geist an die neue Haltung gewöhnen.

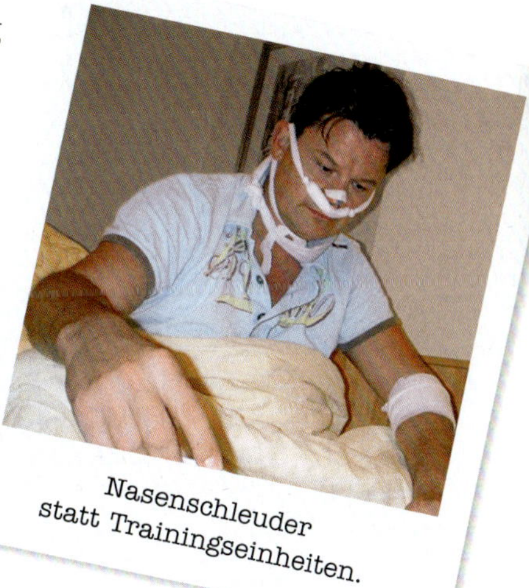

Nasenschleuder statt Trainingseinheiten.

Um das zu erreichen, musste ich zu meinem Traum stehen, aufrecht wie ein Fels in der Brandung. Ich musste erhobenen Hauptes dafür kämpfen und nicht eine jammernde, gebückte Haltung einnehmen, um mich unentwegt von den fetten Altlasten herunterziehen zu lassen. Kurz gesagt:

Ich wollte um jeden Preis ein richtig toller Hecht sein, der nur noch das tat, was er wirklich wollte, und um den sich die Frauen förmlich schlagen würden. So ähnlich wie in dem AXE-Werbespot »Spray more, get more«, wo die schönsten Frauen der ganzen Welt scharenweise angerannt kamen, weil sie nur einen wollten: mich. Den einzigen Mike mit eingebautem Bom-ChickaWahwah-Effekt.

Ich hatte also gar keine andere Wahl, als mich für meine Träume und Ziele einzusetzen, nur schien sich alles in mir zu sträuben, diesen Weg weiterzugehen. Offensichtlich war es mit meiner Standhaftigkeit noch nicht weit her, was auch daran gelegen haben mochte, dass ich wegen des Trainingsverbots meines HNO-Arztes und des vielen Liegens keine Möglichkeit hatte, die aufrechte Haltung zu üben. Fatal, wie das alles zusammenhing. Und ich fragte mich, wer war zuerst da? Die aufrechte Haltung oder die aufrichtige Einstellung? Und von gerade mal neun Trainings, die ich bis dahin geschafft hatte, würde ich meine über Jahre kultivierte Fehlhaltung nicht wegbekommen. Es sah so aus, als ob ich sehr viel mehr Unterstützung von meinem Körper und dem aufrechten Gang brauchte. Im Kopf war mir an sich alles klar, aber die ganze Kraft der Einsichten auf die Straße zu bringen, kostete mich noch eine ganze Menge Selbstüberwindung. Außerdem weckte das viele Herumliegen im Bett meine Lust auf Chips, Süßigkeiten und alles, was sich sonst noch so im Bett vernaschen ließ, ohne viel rumzukleckern.

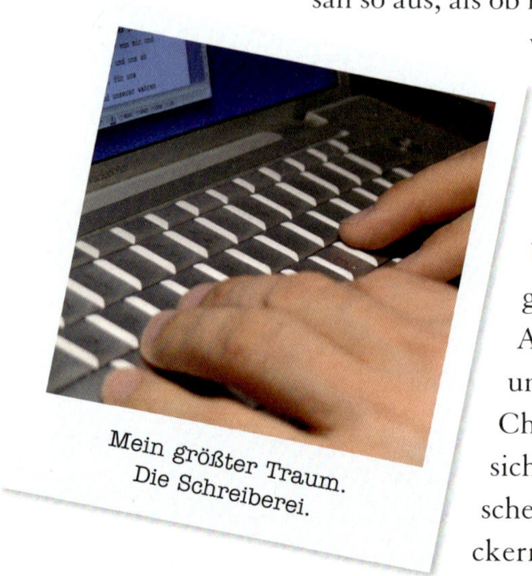

Mein größter Traum.
Die Schreiberei.

So schnell konnte ich gar nicht gucken, wie ich wieder in alte Muster verfiel und wieder begann, alles in mich reinzustopfen, was ich nur kriegen konnte. Und die schlauen Sprüche meines Trainers hatte ich mit jedem weiteren Happen einfach weggefuttert. Na, Mahlzeit – ob das noch was werden würde mit meiner schlanken Linie? Jetzt war mir auch schon alles egal, und plötzlich ging es wieder dahin mit mir und meinen Pfunden und natürlich meiner Aufrichtigkeit. Ganz so einfach, wie ich dachte, würde es dann doch nicht gehen, weder mit meiner aufrechten Haltung noch mit dem Abnehmen. Von wegen BomChickaWahwah-Effekt. Denn da war er wieder, der Mike mit eingebautem Jo-Jo-Effekt.

Aufrecht werden, aufrecht bleiben

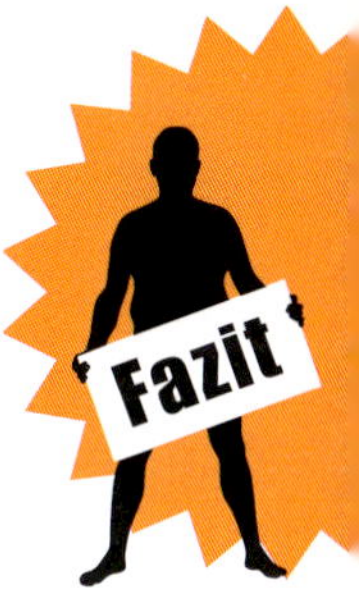

Erkennen Sie Ihre alten Muster. Stecken Sie sich Ziele. Ändern Sie Ihre Haltung. Sowohl körperlich als auch geistig. Schalten Sie um auf eine energiegeladene und energieverbrauchende Haltung. Gehen Sie aufrecht und stolz und bewahren Sie diese aufrechte Haltung in allen Lebenslagen. Üben Sie täglich, so lange, bis Ihnen diese neue positive Haltung in Fleisch und Blut übergegangen ist.

APRIL 2007

Schluss mit Reinfressen! Essen ist zum Sattmachen da. Und zum Genießen!

Im Reinfressen war ich Weltmeister. Nicht nur, was die Berge von Marzipan, die Container Chips und die nie versiegende Versorgung durch Deutschlands Gourmetrestaurant Nummer eins – McDonald's – anging. Nein, ich fraß auch alles in mich hinein, was mir irgendwie tierisch auf den Sack ging, ich aber nicht ausdiskutieren wollte. Statt Gefühle rauszulassen, sich mal ordentlich zu streiten, wenn es nötig war, oder mal laut und kräftig auf den Tisch zu hauen, schluckte ich alles völlig unverdaut, was das Leben an Ungereimtheiten so hergab. Mit der Zeit entwickelte ich ein tiefsitzendes Beleidigtsein, das immer weiter gefüttert werden wollte. Früher musste der Alkohol dafür herhalten, jetzt alles, was schön verpackt, schnell aufzureißen und noch schneller zu vernaschen oder verschlingen war. Fertigprodukte als heilversprechendes Pflaster für meine ach so verletzte Seele. Wie mit einem eingeschnappten, fetten, kleinen Jungen, dem man alle Spielsachen weggenommen hatte, war in Krisenzeiten erst mal gar nicht mehr mit mir zu reden, und die einzigen Gelegenheiten, zu denen ich mein Zimmer verlassen hatte, waren meine Wege zum Kühlschrank, zum Klo, zur Arbeit, zu McDonald's oder meinem Marzipandealer im nächst-

Mein Gewicht im April: 88,6 kg

Mein erster Rückfall, auch landläufig bekannt als der sogenannte Jo-Jo-Effekt, kam leider schon im April: 1,4 kg mehr als im März. Davon 0,7 kg mehr Fett als vorher.

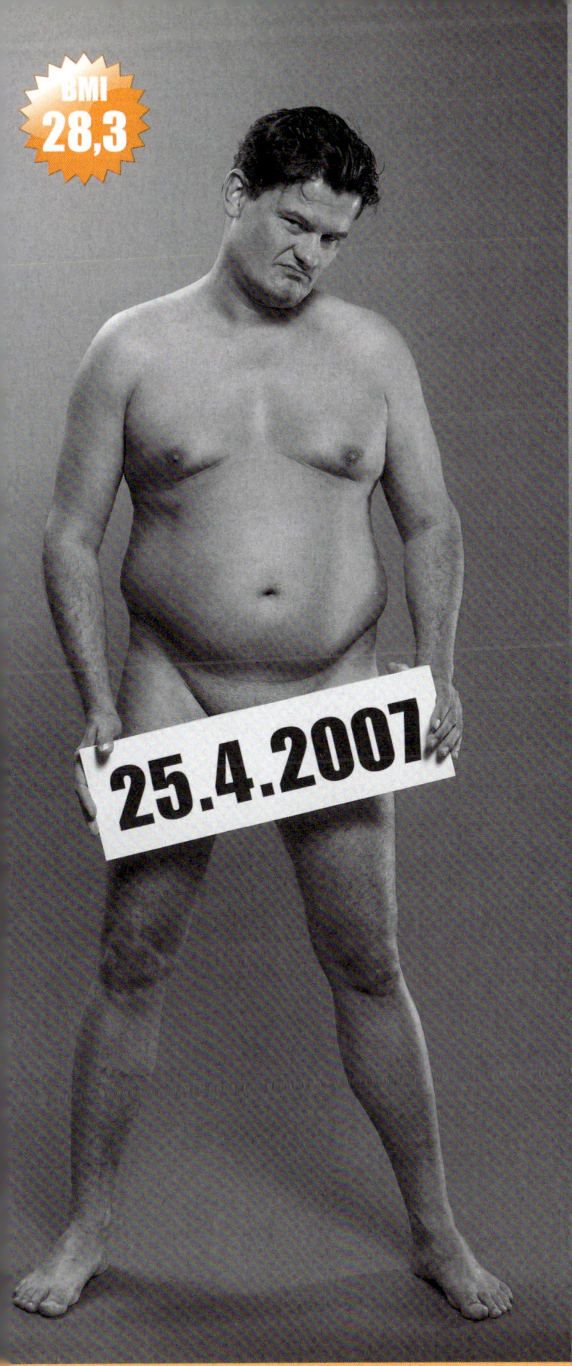
BMI
28,3
25.4.2007

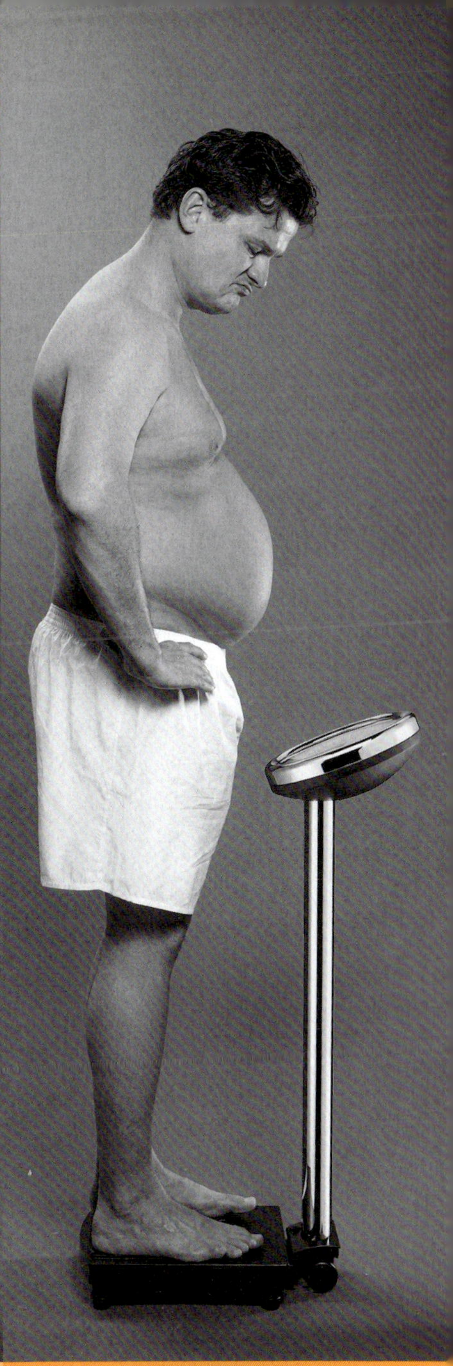

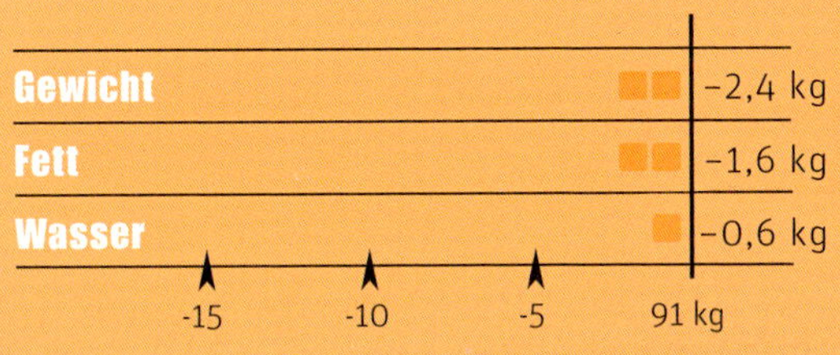
Gewicht
-2,4 kg
Fett
-1,6 kg
Wasser
-0,6 kg
-15
-10
-5
91 kg

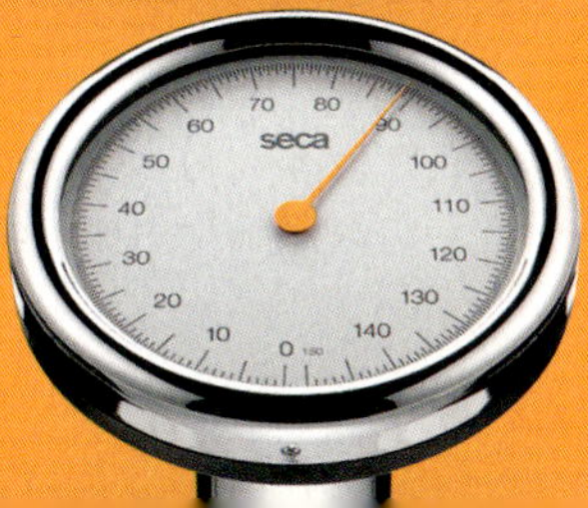
seca

gelegenen Lebensmittelladen. Wow, das war ein Leben – fast völlig ohne zwischenmenschliche Kontakte, dafür mit jeder Menge Selbstmitleid, in dem ich mich wie eine schwer angefressene, böse grunzende Wildsau suhlte. Ich benahm mich, als würde ich jeden Augenblick auf die Schlachtbank geführt werden und müsste mir daher täglich eine Henkersmahlzeit nach der anderen einverleiben. Ich will gar nicht wissen, wie zu dieser Zeit meine Ausstrahlung auf Frauen gewesen sein muss. Wahrscheinlich perfekt, um Ladies aus dem Neandertal in die Höhle zu kriegen, aber Frauen aus dem nahe gelegenen Isartal? No way!!

Diesem eingeschnappten, fetten, kleinen Jungen, der sich schön in mir breitgemacht hatte, war nur schwer beizukommen, gerade im April, als lukrative Jobs noch nicht in Sicht waren und ich bis Ostern das Trainingsverbot meines HNO-Arztes einhalten musste. Der größte Feind meiner schlank machenden Pläne lungerte in mir selbst herum und setzte alles daran, mich erst mal nicht weiter in die Gänge kommen zu lassen, was vernünftige Ernährung und ausreichend Bewegung anging. Ich weiß nicht, was mich mehr Kraft gekostet hatte: meine ersten Trainingseinheiten im Fitnesscenter oder die unentwegte Überwindung mentaler Krisen und Rückfälle in alte Verhaltensmuster aller Unart. Diese nicht enden wollenden Achterbahnfahrten zwischen hochmotiviert und zu Tode betrübt, waren auf Dauer echt anstrengend und null brauchbar, was meine Ziele und Träume betraf. Noch bevor es richtig losging, war ich eigentlich schon ziemlich am Ende.

Glücklicherweise war der Monat April nicht nur von Krisen, sondern auch von der für mich verheißungsvollsten Nachricht des Jahres 2007 geprägt. Eine Nachricht, die mein bisheriges Leben langsam, aber sicher verändern sollte und mir genügend

Energie gab, gegen den fetten kleinen Jungen anzukämpfen, bis er sich schließlich für immer aus meinem Leben schleichen würde, um bitte jemand anderem auf die Nerven und Fettpolster zu gehen.

Zwischenzeitlich war es finanziell unangenehm eng für mich geworden. Mit kleinen Aufträgen hatte ich mich gerade so über Wasser halten können und die viele freie Zeit so gut wie möglich für mein Buchprojekt genutzt. Ich hatte mein Konzept weiterentwickelt, fleißig Tagebuch geführt und regelmäßig ein aktuelles Foto von mir schießen lassen. Was mir aber noch fehlte, war eine beeindruckende Präsentation meiner Buchidee, ein tolles Exposé, das ich an renommierte Verlage schicken konnte.

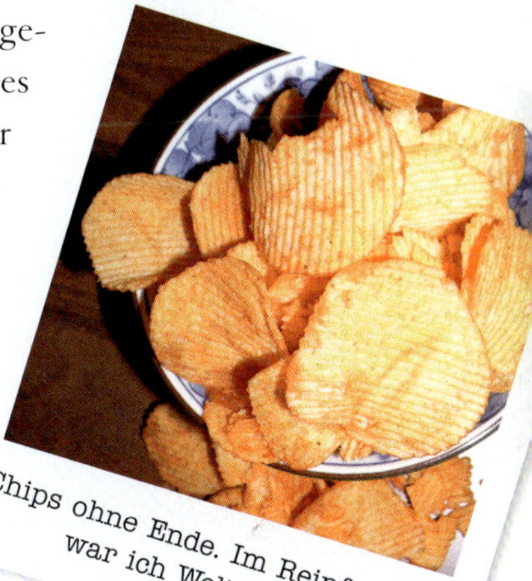

Chips ohne Ende. Im Reinfressen war ich Weltmeister.

Jedoch lagen meine Nerven viel zu blank, als dass ich mich auf eine positive Darstellung meiner Neuschöpfung hätte konzentrieren können. Aufträge und die damit verbundene materielle Freiheit, an meinem Projekt inspiriert weiterarbeiten zu können, hatte ich nötiger denn je. Ebenso wie gute Kontakte zu Verlagen. Und um ein Haar, als meine Stimmung immer tiefer und schließlich ins allerunterste Kellergeschoss gestürzt war, mein letztes Quentchen Zuversicht aufgebraucht war, hätte ich beinahe meine Buchidee für immer sausen lassen, da ich dem zunehmenden finanziellen Druck kaum noch standhalten konnte. Nur die Horrorvision, bis ans Ende meiner Tage meine Brötchen mit Werbung verdienen und meinen Traum vom Schreiben für immer aufgeben zu müssen, hielt mich davon ab, die Flinte endgültig ins Korn zu werfen. Und ich bildete mir ein, dass mich irgendwer da oben prüfen wollte, ob ich es mit meinem Traum auch wirklich ernst meinte. Vielleicht war es dieser letzte Funke Ehrgeiz, der mir exakt zu diesem Zeitpunkt die Hilfe guter Freunde aus der Werbung und ein paar glückliche Zufälle bescherte, die mir quasi in letzter Sekunde Kopf und Kragen retteten und meinem Projekt eine reelle Chance auf Veröffentlichung einräumten. In der Woche vom 16. bis 22. April 2007 kam plötzlich alles zusammen, was mir zu meinem Glück noch gefehlt hatte.

Einer meiner langjährigen Werbefreunde hat einen sehr guten Freund, seines Zeichens Mediziner, der in einer Klinik in Bad Feilnbach, einem bekannten Kurort in Bayern, tätig ist. Zu diesem hatte ich zwischenzeitlich Kontakt aufgenommen, da sein Chefarzt bereits mehrere Bücher veröffentlicht hatte und mir mit besten Empfehlungen die richtigen Ansprechpartner in seinem Verlag nennen konnte. Das war am Dienstag. Am Mittwoch hatte ich mich bei der zuständigen Lektorin gemeldet und mein Exposé für den darauffolgenden Montagmorgen angekündigt. Wieder ein anderer sehr guter Bekannter aus der Werbung, für den ich in dieser Zeit schon gearbeitet und dem ich meine brenzlige Situation geschildert hatte, war so freundlich, mir noch einen neuen Job zukommen zu lassen und mein letztes Honorar sofort nach Rechnungsstellung am Donnerstag zu überweisen. Endlich, endlich konnte ich wieder durchatmen, was meine finanzielle Lage anging. Mir fiel ein Matterhorn vom Herzen. Jetzt konnte ich sehr entspannt ins bevorstehende Wochenende gehen und war so beflügelt und positiv gestimmt, dass ich zwischen Freitag und Sonntag

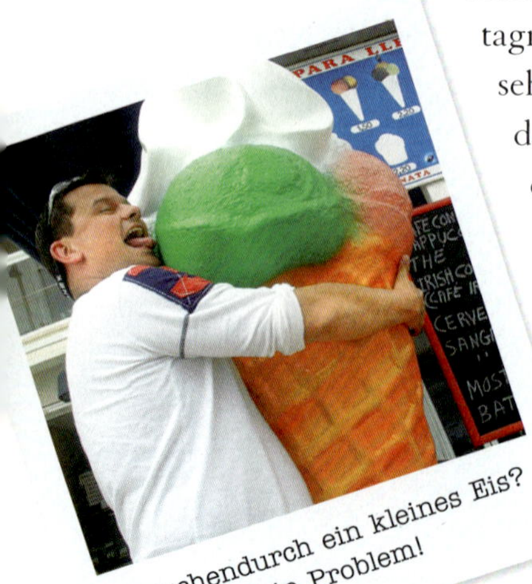

Zwischendurch ein kleines Eis?
Kein Problem!

eine sehr knackige Präsentation für mein Buchkonzept entwickeln und ausarbeiten konnte. Auf ein Exposé im klassischen Sinne verzichtete ich. Stattdessen setzte ich alles auf eine Karte, ließ es werbetechnisch so richtig schön krachen und zeigte, was ich in den letzten zwei Jahrzehnten in meinem Job als Werber gelernt hatte. Knapp 20 Seiten hatte die endgültige Präsentation, die ich so lange umstrickte, bis sie richtig Laune machte und Gott und die Welt für meine Buchidee begeistern würde. Noch ein Freund, mein allerbester Werbekumpel, las am Ende über alles drüber, merzte letzte Fehler aus und sorgte für den nötigen Feinschliff. »With a little help from my friends« war die Präsentation dann am Sonntagabend perfekt. Ich strahlte über beide Ohren und konnte es gar nicht mehr erwarten, das Prachtstück endlich loszuschicken. Das würde ein Spaß werden.

Am Montagmorgen, 24. April 2007, Punkt neun Uhr hatte ich die angekündigte Präsentation an den Verlag geschickt und bereits zwei Stunden später ein sehr positives Feedback vom Verlagsleiter für den Bereich Ratgeber erhalten. Terminvorschläge für ein erstes Kennenlernen, Anfang Mai, folgten kurz darauf. Und ein paar Tage später bekam ich auch noch die Nachricht, dass mein Konzept in allen Abteilungen des Verlages wie eine Bombe eingeschlagen haben musste. Wow, das waren die allerbesten Nachrichten seit langem. Die Chancen für eine Veröffentlichung standen so gut, dass ich einfach meiner Freude freien Lauf ließ.

Und da war er wieder, der alte Mike. Der sich tierisch für witzige Ideen begeistern und über erfolgreiche Präsentationen freuen konnte, aber eins in diesem Moment nicht mehr nötig hatte: sich bis auf Anschlag vollzufressen. Ich war wieder bereit, Verantwortung für mein Schlanksein und meine Gesundheit zu übernehmen. Ich war aber nicht mehr bereit, noch einen Tag länger das Opfer widriger Umstände zu spielen. Stimmungstechnisch war das schon mal eine viel bessere Ausgangslage, meiner falschen Ernährung ein dauerhaftes Ende zu setzen.

Ich erinnerte mich wieder an alles, was ich bis dahin gelernt hatte, übte selbst an meinem Schreibtisch die aufrechte Haltung, um mich vor depressiven Rückfällen zu schützen, und motivierte mich, indem ich mir wieder und wieder ausmalte, wie es sein würde, schlank zu sein. Ich träumte von einem ganz anderen, viel freieren Leben. Einem selbstbestimmten Leben, das dank meiner neuen Ausstrahlung früher oder später nicht nur meinem Übergewicht, sondern auch meinem Singledasein ein wohlverdientes Ende setzen würde. Nach Ostern begann ich wieder mit Sport und trainierte regelmäßig dreimal die Woche. Auch mit meiner »Zauberpulverdiät« hatte ich wieder angefangen und erst mal allen Mist weggeschmissen, der sich in meiner exzessiven Rückfallphase angesammelt hatte. Die letzten beiden Marzipanriegel vernichtete ich höchstpersönlich, aber unter Ausschluss der Öffentlichkeit. Ab da aß ich wieder regelmäßig dreimal am Tag. Und ich trank möglichst viel Wasser, wenn ich es schaffte, drei Liter am Tag. Dabei dachte ich mir, dass die Fetten auf unserem Planeten viel für sich tun könnten, würden sie nur diese drei Regeln einhalten: **drei Liter Wasser am Tag, dreimal Sport die Woche, dreimal Essen am Tag.** So einfach könnte es sein – theoretisch.

Da startete ich also zum wiederholten Male neu durch und konzentrierte mich zunächst einmal auf mein Essverhalten. Das musste ich dringend verändern, musste es mir geradezu neu beibringen. Denn Essen diente mir die letzten Jahre zu allem Möglichen, aber am allerwenigsten zum Sattmachen, und auch von Genießen konnte bei meinen alten Fressmanieren nun wirklich nicht die Rede sein. Essen tröstete mich bei Gefühlen der Einsamkeit und der Trauer. Essen vertrieb mir die Langeweile und ersetzte mir gute Freunde, die gerade etwas Besseres zu tun hatten, als mich zu treffen. Essen brachte mir dank der glücklich-

Schlank denken, schlank essen

Der eine liebt Fisch, der andere mag mehr Fleisch. Wieder andere essen am liebsten vegetarisch. Kann man denn schlemmen und gleichzeitig etwas für die Gesundheit tun? Im Laufe unseres Lebens verbrauchen wir etwa 38 Tonnen Wasser, sieben Tonnen Kohlenhydrate und je zwei Tonnen Eiweiße und Fette. Verteilt auf mehrere Jahrzehnte macht diese Menge nicht dick. Doch unser Leben im Schlaraffenland lässt uns zu viel, zu fett und zu süß essen. Die meisten von uns haben schon lange verlernt, nur zu essen, um satt zu werden. Wir essen nicht nur, weil wir hungrig sind. Wir essen auch, wenn wir traurig, gelangweilt, zufrieden oder gestresst sind. Nicht nur »was« und »wie viel«, sondern auch »warum« und »wie« wir essen, spielt eine Rolle. Doch kann man den Spagat schaffen: gut essen und sich dabei wohl fühlen?

- **Die besten Sattmacher:** Apfel, Brokkoli, Blattsalat, Grapefruit, Haferflocken, Hähnchenfleisch, Kartoffeln, Knäckebrot, Linsen, Tofu.
- **Die schlimmsten Dickmacher und Fettfallen:** Nebenherfuttern, Stressessen, zu wenig Schlaf, flüssige Kalorien, Süßstoff und Light-Produkte, Schinken-Käse-Croissant, Nudelsalat mit Joghurtdressing, Salami-Pizza, Chicken Wings, Bier, Chips, Butterkeks, Spaghetti Carbonara, Softdrinks.
- **Harmlose Sünden (und ab und zu erlaubt):** Bitterschokolade, Orangenfruchteis, Popcorn, Vollkorn-Reiswaffeln.

Wenn Sie sich qualifiziert ernährungsberaten lassen wollen, finden Sie Adressen in Ihrer Region bei der DGE (Deutsche Gesellschaft für Ernährung), www.dge.de, dem VDOe (Verband der Diplom-Oecotrophologen), www.vdoe.de, und bei Ihrer Krankenkasse.

Meine Stimmung im April:

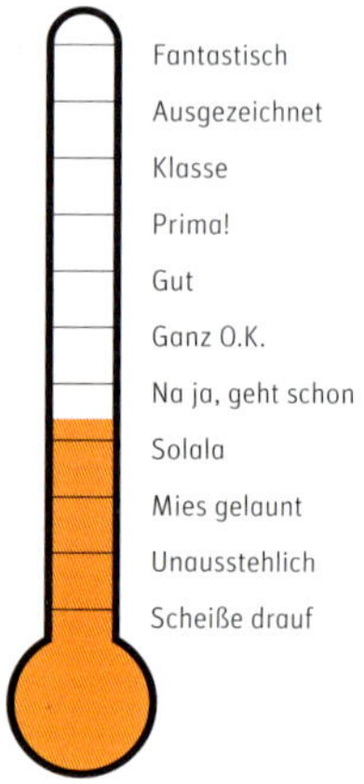

stimmenden Endorphine, die sich bei jedem Verzehr freisetzten, immer jede Menge Freude und gute Unterhaltung. Essen hob meine Stimmung und ließ Wut erst gar nicht zu. Essen ersetzte mir die Geborgenheit einer Partnerschaft, die ich nicht hatte. Essen war der schmackhafteste Liebesersatz, den ich kriegen konnte. Und Essen mit all seinen fatalen Folgen auf meine Figur behütete mich mit einer fetten Schutzschicht vor den vielen Widrigkeiten des Lebens. So war Essen im Laufe der Jahre mein neues Suchtmittel geworden und ersetzte in Form von Kalorienbomben meine abgelegten Süchte Nikotin und Alkohol. Mit Essen, wie es einmal gemeint war, hatte mein Essverhalten rein gar nichts mehr zu tun.

Essen ist zum Sattmachen da. Und zum Genießen! Und aus diesem Essen gewinnt unser Körper die nötige Energie, um leben zu können. Kein Mensch würde auf die Idee kommen, mit einem vollgetankten Wagen an die Tankstelle zu fahren, um noch mal Benzin nachzufüllen. Millionen übergewichtige Menschen machen mit ihrem Körper aber nichts anderes, wenn sie ihre fetten Ranzen in die Gourmettempel dieser Welt schieben. Sie sind längst vollgetankt, aber nicht satt zu kriegen. Die Kunst des Genießens hatten sie mit Lastwagenladungen von Fast Food, Snacks und Süßigkeiten und Tankerfüllungen von Softdrinks und Alkohol schon lange verlernt. Fressorgien sind ja nicht wirklich eine Erfindung unserer Zeit, nur der Umfang der schnell und leicht zur Verfügung stehenden Nahrungsmittel hat sich im Laufe der letzten Jahrhunderte dramatisch vergrößert. Schon zu Cäsars Zeiten war es en vogue, die gewonnenen Schlachten und die neu einverleibten Länder des Römischen Reiches mit Fressen, Saufen und Sex zu befeiern. Die verschwendungssüchtigen Adeligen des Mittelalters fraßen auch ganz gut in sich rein und bedienten sich wie ihre römischen Vorbilder einer Feder, um sich in einem Nebenraum des Festsaales in riesigen Holzbottichen auszukotzen. Gleich im Anschluss daran wurde dort wieder weitergeschlemmt, wo ein stinknormales Sättigungsgefühl den Spaß schon längst verdorben hätte. Vier Spanferkel, zwei Dutzend Wachteln, 16 Knödel und 20 Humpen Bier pro Mann und Blaublut? Kein Problem! In die Holzbottiche des Mittelalters passte viel rein.

Essen neu zu lernen bedeutete für mich also wieder, das rechte Maß zu finden und vor allen Dingen einzuhalten. Das magische Wort rund um gesunde Ernährung bei mir oder anderen war einfach: E N E R G I E B I L A N Z. Es ging schlicht und ergreifend nur darum, meinem Körper nicht mehr Energie zuzuführen, als er brauchte. Wenn ich weniger Energie als notwendig zuführte, nahm ich ab, oder wenn ich mehr Energie verbrauchte, als ich zu mir genommen hatte, nahm ich auch ab. Das war alles und ganz leicht zu verstehen. Was mein Körper nicht verbrauchte, verwandelte er nun mal in Fett. Wobei Fett an sich nichts Schlechtes ist.

Ohne Fett könnten wir gar nicht existieren. Viel zu viel davon konnte uns aber auch frühzeitig ins Grab bringen. Wer jetzt noch wusste, dass überflüssiges Fett immer dann am besten verbrannt wird, wenn der Insulinspiegel unten bleibt, konnte mit regelmäßiger Übung und recht unkompliziert schlank werden und schlank bleiben.

Richtig essen war meine unentwegte Übung, bei der ich täglich ein paar Kleinigkeiten dazulernte. Es gab aber auch Tage, an denen ich das Gelernte komplett ausblendete, weil ich einfach keine Lust hatte oder mich eine Currywurst anlachte, der ich einfach nicht widerstehen konnte. Und mein geliebtes Marzipan? Das gab es nur noch ganz selten, und wenn, dann nach meiner abendlichen Hauptmahlzeit. Da lag der Insulinspiegel eh schon oben, egal, ob ich noch eine Handvoll Gummibärchen, eine Rippe Schokolade oder eben einen kleinen Riegel Marzipan nachschob. Bei dem Verzehr von süßen Genüssen, auch Apfelschorlen und anderen Softdrinks, kam es einfach auf den richtigen Zeitpunkt an: nur zur Hauptmahlzeit und niemals zwischendurch. Und in kleinen Portiönchen! Auf die Idee, auch einmal Obst statt Marzipan als eine Süßigkeit nachzuschieben, kam ich aber erst später.

Durch die ständige Übung stellten sich bei mir mit der Zeit Gefühle ein, die ich damals so bewusst gar nicht mehr wahrgenommen hatte: ordentlicher Hunger nach dem Training und Freudentaumel, begleitet von höchstgenüsslichem Schmatzen, wenn ich mir außerplanmäßig oder ganz bewusst die eine oder andere Leckerei gönnte. Und dadurch, dass ich mir für meine 16 Kilo Übergewicht ein ganzes Jahr Zeit gegeben hatte – sprich im April mit 88 Kilo also noch sieben Monate für 13 Kilo hatte –, blieb ich zunächst ganz entspannt. Nur ab und zu gab es Situationen nach dem Training, wo der Hunger so groß war, dass ich wie in alten Zeiten den Hals nicht vollkriegen konnte. Mit meinem Arzt stimmte ich bei der nächsten Messung ab, wenn ich vor dem Training eine Banane essen würde, ließ das den Hunger danach geringer ausfallen.

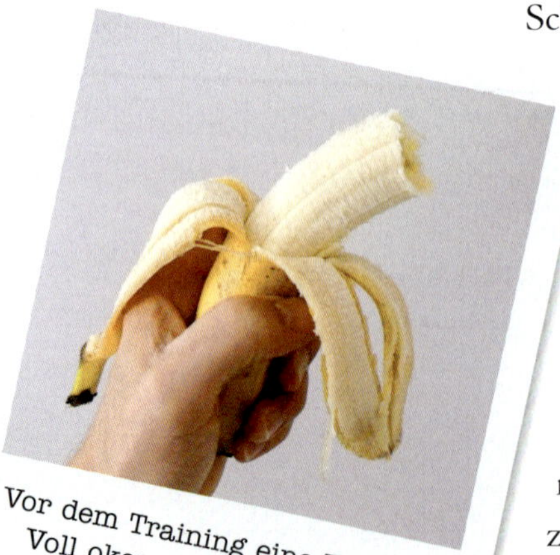

Vor dem Training eine Banane. Voll okay und voll Energie.

Neu im Vergleich zu früher war also der echt gefühlte und gespürte Hunger. Dazu wusste ich mittlerweile ganz gut, was ordentlich satt machte, sich aber nicht in der Bauchregion verewigte: Kartoffeln z. B., und ich liebte Kartoffeln. Es kam nur auf die richtige Zubereitung an. Kochen statt in Öl braten. Gekocht konnte man die bergeweise verdrücken, z. B. mit Spiegeleiern und Spinat oder mit gut gewürztem, aber magerem Quark. Das machte wirklich pappsatt, blieb nicht hängen und lieferte mir wichtige Vitamine, Mineralstoffe und wertvolle Proteine. Dass Kartoffeln dick machen, war ausgemachter Blödsinn, ein dummes Gerücht, das diesem extrem hochwertigen und sehr fettarmen Lebensmittel einfach nicht gerecht wurde.

Mein »Zauberpulver« überbrückte indessen die Zeit bis zum nächsten Kartoffelberg und stellte durch eine medizinisch einwandfreie Zusammensetzung an Vitaminen und Mineralstoffen sicher, dass mein Körper bitte nur Fett verbrannte und nicht wie z. B. bei der Kohlsuppendiät plötzlich begann, gesunde Zellmasse, also Muskeln, zu vernichten, um Mangelversorgung auszugleichen. Mein Ziel war es, mit der Zeit auf dreimal normale Kost am Tag umzusteigen. So gute Dienste das Pulver von meinem Doc auch leistete, auf Dauer wäre es mir so vorgekommen, als hätte ich mit dem Rauchen aufgehört, aber würde ein Nikotinkaugummi nach dem anderen verdrücken. Von Ersatzstoffen hielt ich nichts, auch wenn mein geliebtes Pülverchen sehr hochwertig war und verdammt lecker nach Vanille schmeckte. Und noch ein Ziel hatte ich mir gesteckt: niemals mehr auf kulinarische Genüsse verzichten zu müssen, was leider die meisten Diäten gemeinsam hatten und mir darum schon immer mächtig auf den Zeiger ging. Ich und ein Leben ohne Genuss? Ich hieß schließlich Mike mit Vornamen, nicht Mönch oder Asket, und Germany's Next Topmodel wollte ich auch nicht werden. An dieser Stelle erinnere ich mich gerne an eine unvergesslich gelungene Szene aus dem schönen

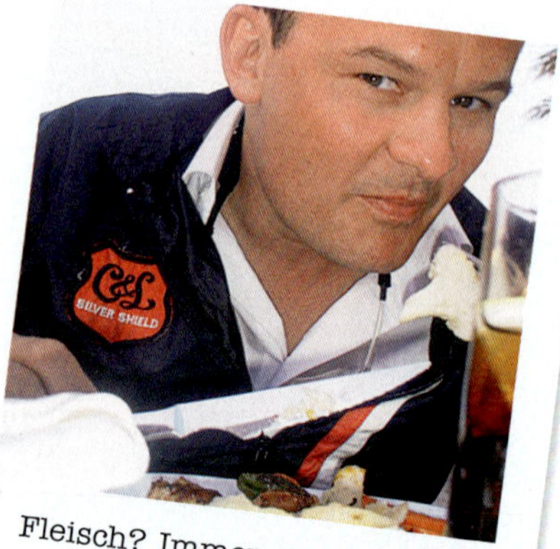

Fleisch? Immer rein damit.
Aber bitte ohne Salat!

Streifen »Chocolat« mit Juliette Binoche in der Rolle der Vianne und Johnny Depp als der Zigeuner Roux. Alfred Molina spielt darin den Comte de Reynaud, den äußerst konservativen Bürgermeister jenes kleinen Provinzstädtchens, in dem Vianne mit ihrer unehelichen Tochter ausgerechnet zur Fastenzeit eine Chocolaterie eröffnet. Während viele der Einwohner des Dorfes sich heimlich an den vielen, auch die Sinnlichkeit fördernden Schokoladenzubereitungen ergötzen, predigt der Comte de Reynaud die Enthaltsamkeit und spielt sich so lange als Sittenwächter des Dorfes auf, bis er seiner eigenen Sehnsucht nach Genuss schließlich erliegt. Getrieben von Verlangen und Heißhunger stiehlt er sich in einer Nacht in die Chocolaterie und futtert sich in beneidenswerter Zügellosigkeit durch das üppig mit Schokokunstwerken bestückte Schaufenster. Am nächsten Morgen erwacht er völlig verkatert, aber von der selbstkasteienden Enthaltsamkeit geheilt, glücklich in den Resten seiner Schokoorgie.

Bei aller Hochachtung vor gesunder Ernährung, ganz ohne Genuss kulinarischer Sinnesfreuden ist unser Leben nun mal nicht lebenswert. Und hätte ich nicht Mittel, Wege und Zeiten gefunden, an denen ich bedenkenlos Marzipan, Schweinebraten, Currywürste oder Schokolade essen durfte, wäre bei mir aus dem Abnehmen nie etwas geworden. Allerdings konnte ich, dadurch dass es besondere Leckereien wirklich nur ab und zu bei mir gab, das ganz normale Essen, wie z. B. meine Lieblingsspeise Kartoffeln, Stück für Stück besser genießen. So hatte ich mit der Zeit mein eigenes Rezept gefunden, um meine Ernährung langfristig umzustellen. Übung macht den Meister, auch beim Essen und Genießen.

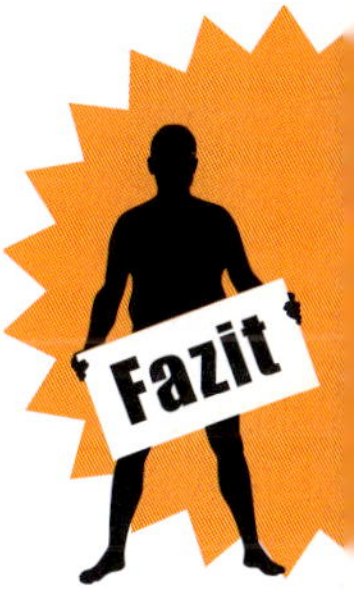

Genießen ist gesund

Verwenden Sie Essen nicht als Suchtmittel, sondern dazu, satt zu werden oder es gemeinsam mit guten Freunden zu genießen. Kümmern Sie sich wieder um sich selbst, Ihr Leben, Ihre Ziele und Träume. Schaffen Sie Frust aus dem Weg, anstatt ihn mit Essen zu betäuben. Und finden Sie heraus, welcher Ernährungsplan langfristig am besten zu Ihnen passt. Genuss und Bekömmlichkeit gehören zusammen, denn was guttun soll, muss auch gut schmecken. Wer auf seine Ernährung achtet, braucht keine Diät, um langfristig Gewicht zu verlieren oder zu halten. Lassen Sie sich von Rückfällen nicht abschrecken. Es ist noch kein Meister vom Himmel gefallen. Und immer ordentlich kauen.

MAI 2007

Ohne Bewegung geht nichts vorwärts. Klingt logisch – oder?

Wenn ich etwas noch mehr scheute als Dracula Kruzifixe, Knoblauch und Sonnenstrahlen, dann war es Bewegung. Womöglich noch an frischer Luft und unter Einsatz der eigenen Muskulatur – böse, böse, böse. Die Welt war voll von Hilfsmitteln, die ja schließlich auch dazu gedacht waren, es mir, dem Bewegungsmuffel Nummer eins, so bequem als irgend möglich zu machen. Wozu anstrengen, wenn es viel einfacher ging. Der innere Schweinehund war ein echter Schlappschwanz im Vergleich zu meinem Bewegungsmuffel, der offensichtlich auch noch der allerbeste Kumpel von meinem fetten, kleinen, eingeschnappten Jungen war. Die zwei konnten einem das Schlankwerden ordentlich versauen. Nichtsdestotrotz blieb ich hartnäckig dran an meinem Trainingsplan. Ohne Rücksicht auf Fettverluste. Denn ohne das Training hätte ich so gut wie gar keine Bewegung gehabt, und sogar ich fand es seltsam, dass ich 15 Minuten mit dem Auto ins Fitnessstudio fuhr, um mich auf einem Laufband in künstlich belüfteten Räumen zu bewegen, wo ich nur zwei Minuten mit dem Rad fahren müsste, um bei frischer Luft in den Isarauen zu spazieren; zudem trat man unentwegt auf der Stelle – genauso ging es mir beim Abnehmen.

Mein Gewicht im Mai: 88,4 kg

Da hat sich nicht viel getan. 0,2 kg weniger. Bei genauerer Betrachtung aber hat sich mein Fettanteil um 0,8 kg verringert. Das kann z. B. bedeuten, dass inzwischen meine Muskelmasse leicht zugenommen hat.

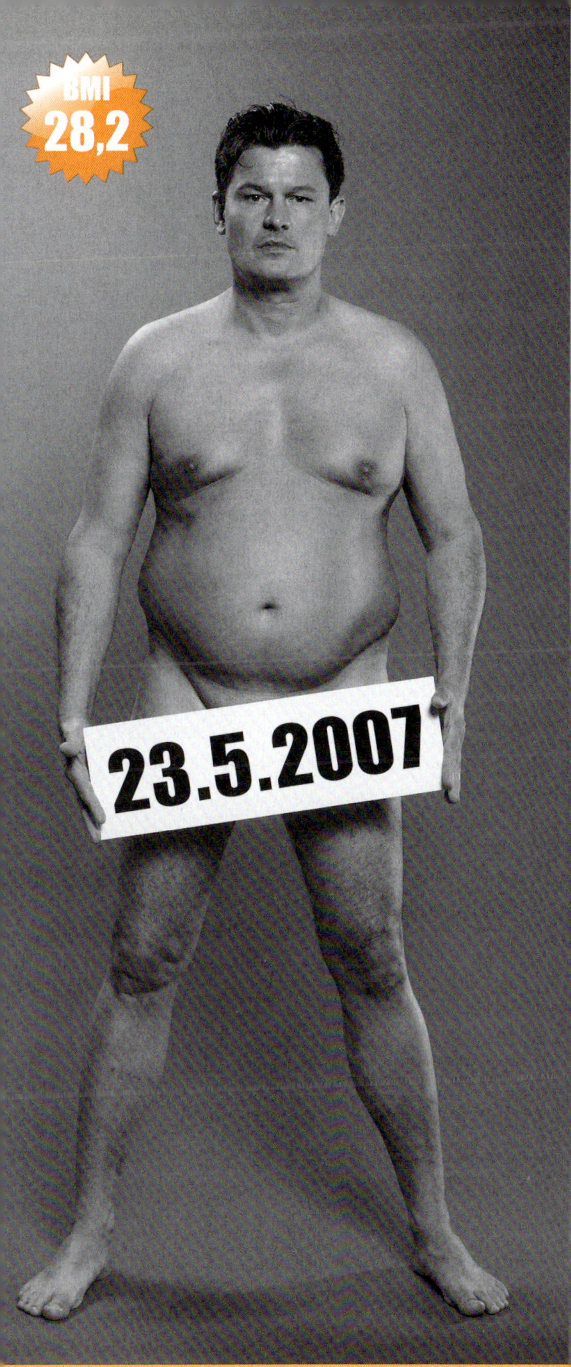
BMI
28,2
23.5.2007

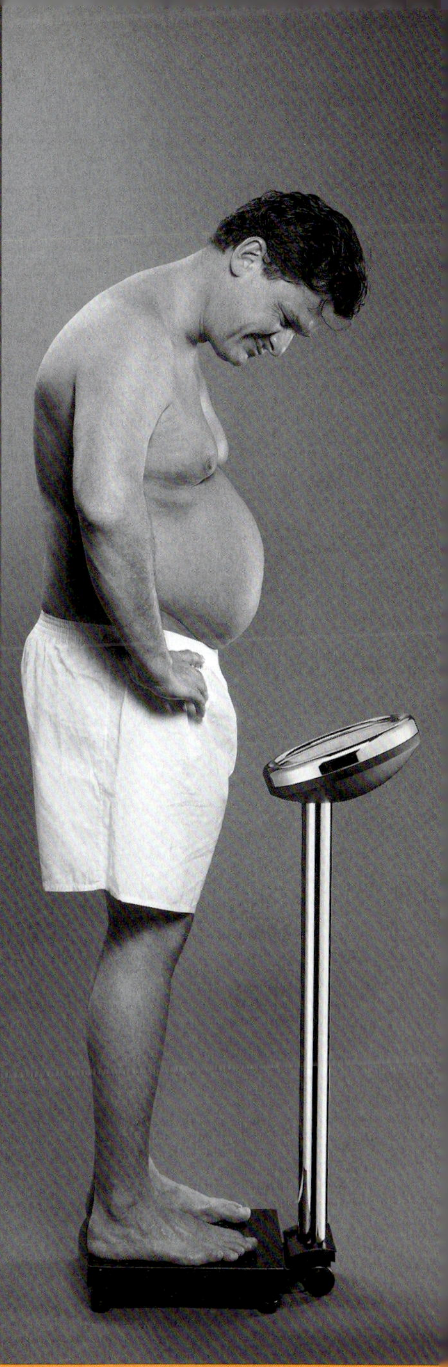

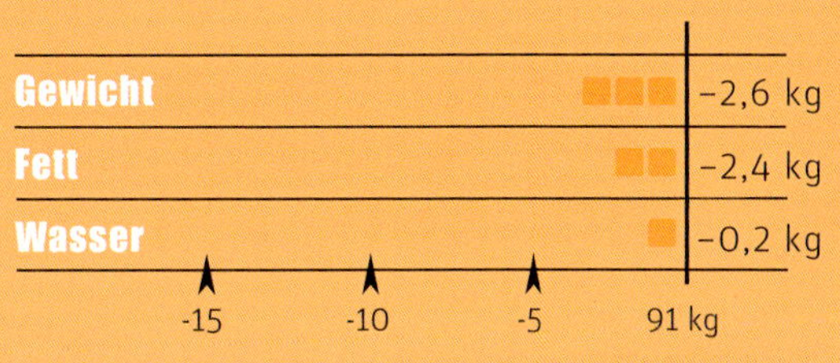
Gewicht
−2,6 kg
Fett
−2,4 kg
Wasser
−0,2 kg
-15
-10
-5
91 kg

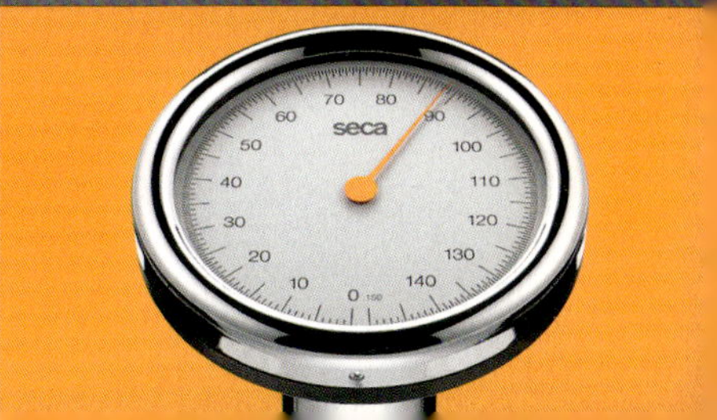
seca

Trotz oder besser gesagt gerade wegen des Sports hielt ich meine Energiebilanz auf plus/minus null, also so, dass ich mein Gewicht zwar ziemlich genau hielt, aber eben nicht abnahm. Ich hing zwischen 88 und 89 Kilogramm fest, und die 600 bis 700 Kilokalorien, die ich durch das Training mehr an Energie verbrannte, machten mich nur umso hungriger. Eine Pattsituation für meinen Bauch. Bewegung, zusätzlich zu meinem Studiotraining, hätte mich deutlich nach vorn gebracht, aber stellte für mich tatsächlich die schwierigste aller Hürden dar: Sie machte mir auf den ersten Blick schlicht und ergreifend keinen Spaß.

Von meinem Trainer hatte ich ja damals erfahren, dass möglicherweise ein Trauma aus der Schulzeit für diese große Abneigung gegenüber Sport und Bewegung verantwortlich sein kann. Wer damals immer als einer der Letzten in die Mannschaft gewählt wurde, speicherte dieses frustrierende Gefühl, das später dann schon allein bei dem Gedanken an Bewegung wachgerufen wurde und einem die ganze Freude, die Sport bringen kann, gehörig mies machte. Das Beste, was ich als Erwachsener dagegen machen konnte, war, jeden Montag, Mittwoch und Freitag mein Programm abzuspulen und mich parallel dazu auf die Suche nach Sportarten zu machen, für die ich mich vielleicht so begeistern konnte, dass ich gar nicht merkte, wie ich mich bewegte. Oder ich musste mir klarmachen, ob es neben klassischem Sport nicht doch noch eine Vielzahl anderer Bewegungen gab, die ich einfach

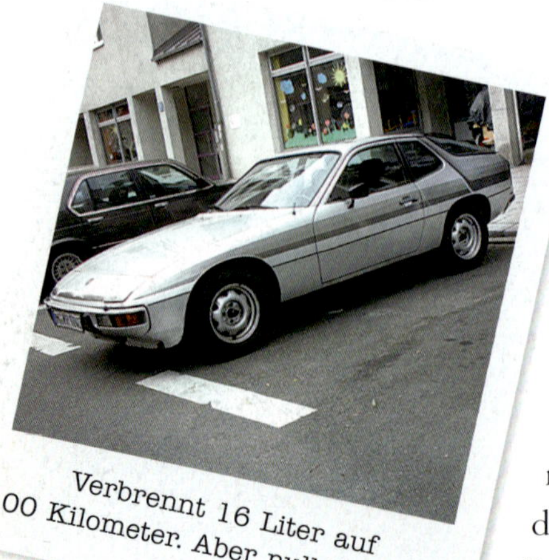

Verbrennt 16 Liter auf 100 Kilometer. Aber null Kalorien.

tierisch toll fand und die nicht gleich an Sport erinnerten. Klar, was da auf meiner Hitliste ganz weit oben stehen würde.

Laufen ging z. B. gar nicht und war für mich als Spaßsport völlig ungeeignet. Es kam mir schwer monoton vor. Außerdem hatte ich Angst, dass bei meinen gut 88 Kilo die Kniegelenke revoltieren würden – was natürlich auch wieder nur eine Ausrede sein konnte –, andererseits hatte sogar ich es schon mal vor Jahren fertiggebracht, regelmäßig zu laufen. Einen Monat lang. Dreimal die Woche. Immer morgens. Für 20 Minuten. Für mich kam das an persönlich erbrachter Leistung etwa Einsteins Entdeckung der Relativitätstheorie oder Edward Whympers Erstbesteigung des Matterhorns gleich. Und man höre und staune: Auch ich machte nach dem Gipfel der Anstrengung eine bewegende und für mich seinerzeit relativ neue Entdeckung: Zirka 15 Minuten nach dem Laufen schossen die positiv stimmenden Endorphine in mein Blut und hatten auf mich eine ähnlich berauschende Wirkung wie der erste und letzte Joint aus meinen jungen, wilden Tagen.

Meines Wissens gab es drei Möglichkeiten, in den berauschenden Genuss dieser gesunden Glücklichmacher zu gelangen – Alkohol und andere Drogen nicht mitgezählt: A) Essen, B) Bewegung und C) Sex. Ich glaube, viele Dicke beziehen ihre Glücklichmacher viel zu oft aus A, wobei A eben eine schwerwiegende Begleiterscheinung mit sich bringt, die jeder aktive Mensch mit genügend B und C ausgleicht. Und wer gerade kein C hat, kann zumindest schon mal mit B anfangen. Mit genügend B an frischer Luft trifft man(n) dann auch wesentlich mehr Frauen, von denen die eine oder andere gerne zu etwas C bereit ist. Frauen tun ja fast alles für die schlanke Linie – oder?

Außerdem konnten sich beide nach ausreichend C wieder genüsslich mit A beschäftigen. Oder umgekehrt – wie lecker. Man konnte sich natürlich auch gemeinsam Gedanken über etwas C an der frischen Luft machen, oder war es B? Spiele ohne Grenzen, kann ich da nur sagen.

Mehr Essen, als mein Energiebedarf es erforderte, schadete also erheblich meiner schlanken Linie, und ob Sex mit mir selbst in Sachen Endorphinausschüttung annähernd so wirkungsvoll wie mit einer Dame aus Bayerns größtem Dorf oder dem unerschöpflichen Umland war, war fraglich. Also blieb mir bis zur Entblätterung meiner zukünftigen Traumfrau nur eins: meinen faulen Hintern selber und sooft als irgend möglich in Bewegung zu setzen, was dieser in Anbetracht zunehmender Verflachung sowieso immer bitterer nötig hatte. Hauptsache, Energie verbrennen.

Die Bewegung auf Cross-Trainer und Laufband im Studio, die insgesamt über eine Stunde dauerte, tat mir zwar gut, förderte bei einem Trainingspuls zwischen 100 und 120 auch meine Fettverbrennung – blöderweise auch meinen Appetit –, nur die berauschende Wirkung wie damals beim Laufen blieb aus. Ebenso ging es mir bei dem anschließenden Krafttraining. Ich musste irgendetwas anderes finden, was mir vielleicht schon seit meiner Kindheit irrsinnig Spaß machte: Schwimmen und Planschen z. B. Schon als kleiner Junge war ich die größte Wasserratte auf Erden. Ein Strand, ein Meer, eine Badehose, und ich konnte mich so lange an dem kühlen Nass erfreuen, dass mich meine Mutter immer höchstpersönlich und unter meinem brüllenden Protest an Land schleifen musste, wenn meine Finger schon blau angelaufen und total schrumpelig waren. Und im Hallenbad des Münchner Olympiastadions fühlte ich mich schon als Dreikäsehoch bei meinem ersten Hecht vom Startblock wie Mark Spitz persönlich, der 1972 bei den Olympischen Sommerspielen in München beim Schwimmen phänomenale sieben Goldmedaillen abgeräumt und dabei jeweils einen neuen

Weltrekord aufgestellt hatte. Damals mein absolutes Vorbild und größter Held – gleich nach Papa.

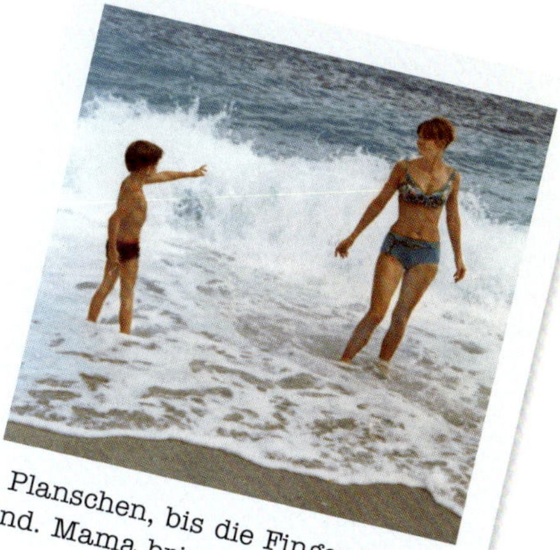

Planschen, bis die Finger blau sind. Mama bringt mich an Land.

35 Jahre später konnte ich mich noch immer für das Meer, das kühle Nass und die Schwimmerei begeistern. Hinsichtlich der Entlastung meiner Bandscheiben und Gelenke war das tatsächlich das beste Zusatztraining, das ich absolvieren konnte. Und die Chancen auf einen kleinen Endorphinrausch standen, bei regelmäßigem Training, auch extrem gut. Nur mangels Basiskondition, die ich mir erst mühsam auf dem Laufband bei der Übung des aufrechten Gangs erstrampeln musste, kam ich über 70 gekraulte Meter nicht hinaus. Und irgendwie ging mir auch allmählich die Zeit für noch mehr Training aus. Dass ich gut acht bis neun Stunden pro Woche für Sport aufbrachte, war für meine Verhältnisse eh schon ein riesengroßer Fortschritt. Buchungen in Agenturen und die weiterlaufenden Arbeiten an meinem Buchprojekt forderten ihren Tribut und schränkten meinen zeitlichen Spielraum ein.

Es lohnte sich aber, weiter in der Vergangenheit zu forschen, was mir als Lausebengel noch so alles Spaß gebracht hatte. Denn als Kind hatte ich keinerlei Probleme mit Bewegung. Ich konnte einfach nicht genug davon kriegen, erkundete unermüdlich meine kleine Welt. Nichts liebte ich damals mehr, als auf jeden Baum zu klettern, der mindestens fünf Meter größer war als ich. Und als ich nach meinem heiß geliebten Kettcar endlich mein erstes Fahrrad fahren konnte, übte ich mich in Kunststücken, um die kleinen Mädchen bei mir im Haus zu begeistern oder mich nach misslungenen Showeinlagen und aufgekratzten

Knien von ihnen verarzten zu lassen. Noch als Erwachsener liebte ich den sportlichen Umgang mit technischen Gerätschaften wie Gokarts und Motorrädern und ließ mich gern von erwachsenen Mädchen verarzten – ups, habe ich das gerade geschrieben? Meine Vorliebe für den Umgang mit sportlichen Geräten wäre an sich ideal gewesen, um Mountainbiken zu meinem neuen Hobby zu machen, nur musste man es erst mal fertigbringen, mich an die frische Luft zu locken oder besser noch zu peitschen.

Schon damals – bei so hochoffiziellen Veranstaltungen wie den Bundesjugendspielen – war mir jede Ausrede recht, mich nicht mit den anderen Kindern um die Wette bewegen zu müssen. Einmal, mein benachbarter Schulfreund klingelte mich mit Sturm aus dem Bett, habe ich diese Spiele einfach ausfallen lassen und meinem Freund gesagt: »Also ich glaub ja nicht, dass die Veranstaltung heute stattfindet, es ist ja total bewölkt. Kannst ja nachschauen, ob jemand da ist. Ich bleib jedenfalls zu Hause.« Natürlich fanden die Spiele statt, aber ohne mich, und ich glaube, ich hatte nicht einmal ein schlechtes Gewissen und mimte zu Hause Bauchschmerzen. Sobald aber Technik ins Spiel kam, war mir das Wetter total egal. Mit meinem ersten Mofa z. B. fuhr ich bei Wind und Wetter, ob es regnete, stürmte oder hagelte, und schob es kilometerweit, wenn mir das Benzin ausgegangen war.

Genau aus diesen Gründen und wegen meiner sportlichen Vorgeschichte hatte ich mich im Mai wohl auch für ein neues und größeres Fitnesscenter entschieden, das abends besonders lange offen hatte. Und – NEIN! – ich mache jetzt keine Werbung für mein Studio, weil sich da offensichtlich niemand für mein Buchprojekt interessierte. Zu dieser Zeit suchte ich noch händeringend nach Sponsoren, die mein Projekt unterstützen würden.

Und während viele mein Konzept richtig klasse fanden und sich schon bei den ersten Bildern vor Lachen weggeschmissen hatten, zeigten gerade moderne Sportmarken aller Art keinerlei Interesse, das Projekt eines Dicken zu unterstützen. Und irgendwie hatte ich den Verdacht, mit meiner opulenten Figur einfach nicht in das Bild dieser sportlichen Marken zu passen, warum ich mir an dieser Stelle als dicker Mann ehrlich gesagt etwas diskriminiert und als Kunde etwas verarscht vorkam. Ganz anders die smarte Marketingdame von dem bekannten Personenwaagenhersteller, die das Potenzial meiner Idee gleich erkannt und für meine Fotoshootings die schöne Chromwaage organisiert hatte. Damit leistete sie einen kleinen, aber für mich sehr wichtigen Beitrag zum Entstehen meines Buches. Dabei ging es nicht um die Waage, sondern um Menschen, die an mich glaubten. Und ich lobte mir auch die Marketingleiter von Dove, die sich getraut haben, mal ganz normale, kräftigere Frauen für ihre Werbespots einzusetzen, und den Frauen unserer Welt das klare Zeichen setzten: So wie ihr seid, so seid ihr toll, und ihr müsst nicht magersüchtig sein, um geliebt zu werden. Und trotzdem stand auch ich auf knackige, sportliche Frauen und lechzte nach Idealen, die ich selbst nicht imstande war zu erfüllen. Ein seltsamer Teufelskreis, der nur durch eine einzige Eigenschaft in diesem Universum aufgehoben werden konnte: E I G E N L I E B E !
Nur durch sie war letzten Endes wahre Liebe zu anderen möglich. Alles andere verlor sich nur in Oberflächlichkeiten und einem egoistischen Habenwollen.

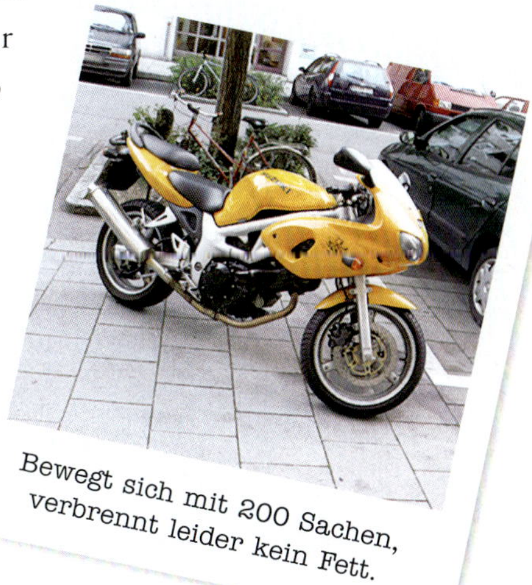

Bewegt sich mit 200 Sachen, verbrennt leider kein Fett.

Das Geheimnis: Beginnen und durchhalten

Putzen Sie sich doch mal auf einem Bein die Zähne. Machen Sie zusätzlich die Augen zu. Nehmen Sie die Treppe statt des Fahrstuhls und fahren mit dem Fahrrad zur Arbeit. Ein Puls von 100 bis 120 Herzschläge reicht aus, um Ihren Kreislauf in Schwung zu bringen.

- **Alltagsbewegung:** Mindestens 30 Minuten täglich, auch über den Tag verteilt in 10- bis 15-Minuten-Intervallen.
- **Ausdauersport:** Herzfrequenz steigern und ins Schwitzen kommen, drei- bis fünfmal in der Woche mindestens 20 Minuten, z. B. mit Fuß-, Basket-, Hand-, Volley-, Faustball, Fahrradfahren, Inlineskaten, Laufen, Langlaufen, Schneeschuhgehen, Tanzen, Badminton, Snowboarden, (Tisch-)Tennis, Skifahren, Bowling, Nordic-Walking, Wandern.
- **Kraftsport:** Kraft und Flexibilität zwei- bis dreimal in der Woche mindestens 10 Minuten trainieren, z. B. mit Klettern, Bergsteigen, Mountainbiken, Schwimmen, Turnen, Gymnastik, Golf, Yoga, Tai Chi, Krafttraining mit Gewicht.

Kalorienverbrauch im Alltag bei 70 Kilo Gewicht pro Stunde:

Betten machen	236
Büroarbeit (leicht)	183
Holz hacken	444
Rasen mähen	280
Schnee räumen	481
Staub wischen	161
stehende Tätigkeit	147
tanzen (langsam)	252
Treppen steigen (abwärts)	413
Treppen steigen (aufwärts)	1120

Nach Ansicht der engstirnigen Hüter vieler Sportlabels sollten offensichtlich nur durchtrainierte Muskelpakete und Sportgurus wissen, was gut für den Körper anderer ist. Einem Dicken traute man das offensichtlich nicht zu. So ein Quatsch, schon wieder so ein ausgemachter Blödsinn, der alle Dicken dieser Welt aus ihrer Eigenverantwortung entband und sie weiter fett sein, in Fitnesscenter oder zu Sportgurus laufen ließ. Wo kämen wir denn da hin, wenn plötzlich die Dicken anfangen würden, wieder selbst die Verantwortung für ihre Gesundheit, ihre Figur und ihr Aussehen zu übernehmen? So bekam ich die meiste Unterstützung von Leuten, die ernsthaft an der Verbesserung von Gesundheit interssiert waren und nicht die Hosen voll hatten, wenn jemand es wagte, mit Fettröllchen das makellose Bild ihrer Sportmarken angeblich in Gefahr zu bringen. Egal – ich kann nicht von allen geliebt und verstanden werden. Aber ich hasse jede Form von Diskriminierung und hatte mir da draußen bedeutend mehr Weitsicht und Marketing-Courage erwartet.

Wie auch immer, mein neues Fitnesscenter zeichnet sich durch ein herrliches Schwimmbad, eine Kletterwand und eine riesige Auswahl an High-Tech-Trainingsgeräten aus, die auf einem Chip mein komplettes Training aufzeichnen, speichern und auswerten. Ich liebe High-Tech, fand das sehr cool und hatte so die Möglichkeit, meine Trainingsergebnisse selbst zu kontrollieren. Zudem wurde über mein Brustpulsband ständig sichtbar mein Puls an den Cardio-Geräten angezeigt. So bot mir das Studio schon mal eine Menge Spaßpotenzial und ich konnte auch noch während des Laufes MTV oder Simpsons gucken. Der Kommunikation im Center war das nun wirklich nicht förderlich, weil jeder in den Monitor gaffte und unter Kopfhörern in seiner eigenen Musikwelt lebte und trainierte. Das stand nur leider völlig konträr zu meinen Plänen, proaktiv Frauen kennenzulernen.

Meine Stimmung im Mai:

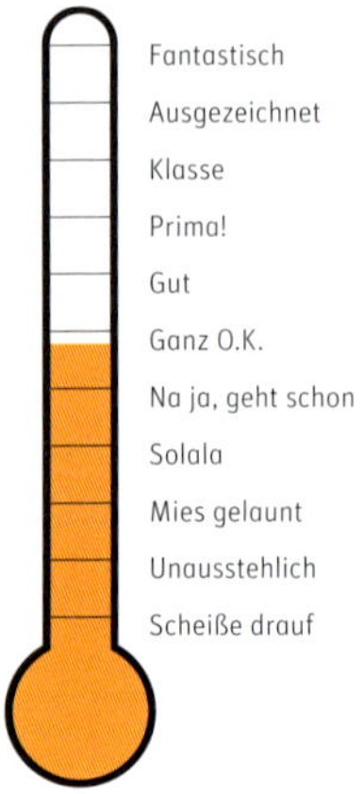

Zufälligerweise war mein Metzger, ein junger Hupfer, der den besten Münchner Kartoffelsalat in meiner Gegend verkaufte, auch in besagtem Fitnesscenter. Wie ich trainierte auch er immer sein eigenes Programm ab und wollte unbedingt mal in einen der angebotenen Kurse gehen und natürlich nicht wegen der Trainingseffekte, sondern wegen der gymnastikinteressierten Damen. Gesagt, getan. Wir guckten uns den für uns reizvollsten Kurs aus: BBRP – Beine, Bauch, Rücken, Po – in der völlig gerechtfertigten Hoffnung, dort am besten nur Frauen anzutreffen.

Und Tatsache, wir waren die einzigen Jungs zwischen einer Schar Frauen im vermählungsfähigen Alter. Nur die Trainerin peitschte uns so durch das Programm, dass wir neben den vielen Popos leider auch eine Menge Sternchen zu sehen bekamen und mir so die Puste wegblieb, dass es für ein »Hallo, ich bin der Mike und wer bist du?« gar nicht mehr gereicht hatte. Statt einer neuen Bekanntschaft blieb uns nur ein Wahnsinnsmuskelkater im Arsch – Verzeihung, die Damen – im Allerwertesten, über den sich mein Metzger-Kumpel und ich noch tagelang kranklachten, weil wir uns beim nächsten Treffen an der Wursttheke gegenseitig vormachten, wie seltsam sich unser Gang dank des ominösen Muskelkaters für Tage verändert hatte. John Wayne hatte einen grazilen Gang im Vergleich zu uns beiden.

Das war es dann auch erst mal zum Thema Gruppenrumgehampel. Was aber ganz gut mit der Zeit kam, war, dass sich mein Körper in seinen Bedürfnissen veränderte, je sturer ich ins Training ging. So wie ich erst vor Wochen echten Hunger wiederentdeckt hatte, bekam mein Körper plötzlich Lust auf Bewegung. Und so passierte es, dass ich sogar an dem einen oder anderen Sonntag noch zehn Bahnen schwimmen ging, um meinen Bewegungsdrang zu stillen. Aber draußen spazieren gehen oder Rad fahren? Nichts zu machen! Nur einmal, als mein Porsche den Geist aufgegeben hatte und der Auspuff zum hundertsten Mal geschweißt werden musste, die Suzuki beim Kundendienst war und ich null Bock auf die Öffentlichen hatte, benutzte ich doch glatt eine Woche lang mein Old-School-Mountainbike und hatte das Gefühl, in dieser Zeit etwas mehr abgenommen zu haben als sonst. Und ich kam auf meinen Radwegen durch die Münchner Häuserschluchten mehr und mehr zu der Überzeugung, dass es vor schönen Frauen nur so wimmelte. Ich fühlte mich wie im Süßigkeitenladen. Wie sollte ich mich bei dieser reichen und gelungenen Auswahl jemals entscheiden können? Oft wusste ich wirklich nicht, wo ich zuerst hinschauen sollte. Je wärmer es draußen wurde, je kleiner fiel die Verpackung der Münchner Schönheiten aus, und meine Aufmerksamkeit gegenüber Verkehrszeichen und roten Ampeln ließ sehr zu wünschen übrig. Ein echtes Wunder, dass ich die Radlerwoche ohne Blessuren überstanden hatte.

Ach ja, und ein einziges Mal hatte es mein radsportbegeisterter Mitbewohner doch glatt fertiggebracht, mit mir gut 20 Kilometer in den Isarauen mit dem Mountainbike unterwegs zu sein, und das sogar bei leichtem Regen. Dreimal hat es mich so flachgelegt, dass ich hinterher aussah wie die verdreckten Rotznasen in der Persilwerbung. Das war ein riesiger Spaß, reichte aber trotzdem nicht aus, bei mir eine dauerhafte Outdoor-Leidenschaft zu entflammen. Egal. Es gab ja mein High-Tech-Studio mit Super-Nassbereich, Sauna, Dampfbad, Ruheräumen mit Meditationsmusik, Solarien und allem, was das Faulenzerherz begehrte. Alles ganz nach meinem Geschmack eben. Und so

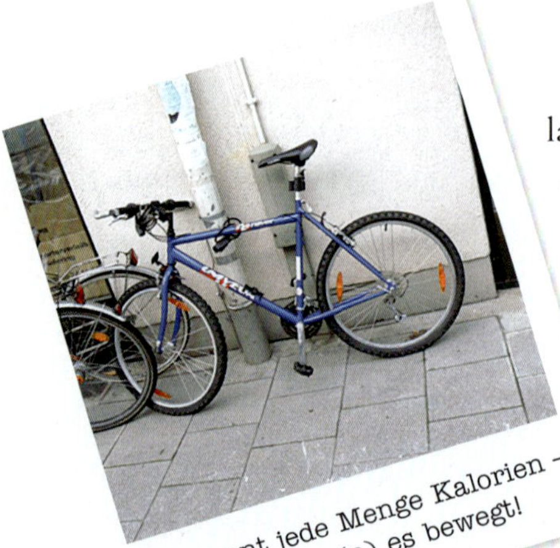

Verbrennt jede Menge Kalorien – wenn man(n) es bewegt!

langsam gefiel mir das, fühlte ich mich von Mal zu Mal frischer und munterer, schlief abends wie ein Baby ein und wachte mit Elan und zunehmender Lust auf Frauenbekanntschaften wieder auf. Mein Gewicht veränderte sich dabei eher weniger, aber meine Vitalität. Vielleicht hatte ich auch etwas an Muskelmasse gewonnen. Auf alle Fälle musste sich meine Ausstrahlung schon mal ein ganzes Stück verbessert haben, gab es doch glatt hie und da Frauen, die mir nachblickten, die meine flirtenden Blicke erwiderten oder mich von sich aus ein wenig anflirteten. Offensichtlich begann der gezielte Sport bei mir zu wirken und in kleinen verträglichen Dosen die glücklich stimmenden Endorphine auszuschütten. Dass dem so war, merkte ich besonders dann, wenn ich aus geschäftlichen Gründen einmal nicht ins Training konnte. Ich fühlte mich mies und war erstaunt, dass der faulste Sack aus München sich selbst sagen hörte: »Mir geht's heut beschissen, ich muss in Sport!« Das war der eigentliche Erfolg, mein Gewicht war mir an der Stelle erst mal egal.

Über Bewegung gab es tatsächlich nicht viel zu philosophieren oder in psychoanalytischer Art und Weise zu bedenken. Bei Bewegung ging es einzig und allein darum, es zu tun. Unbeschwert und frei nach dem alten Nike-Slogan »Just do it!« – »Mache es einfach!« Und was immer du machst, mache es aus Spaß an der Freude. Und es gab noch jede Menge, was ich ausprobieren konnte. Klettern auf alle Fälle, Wakeboarden vielleicht, Moto-Cross fahren unbedingt, vielleicht wieder Ski fahren, alles Aktivitäten, die ich wegen meiner Bandscheibe – von der ich in letzter Zeit gar nichts mehr spürte – jahrelang nicht in Angriff genommen hatte. Einen Tanzkurs konnte ich mir auch noch vorstellen. Aber niemand würde mich dazu bringen, Treppen zu steigen, wenn es einen funktionierenden Lift gab. Und sobald meine Benzinfresser wieder fit waren, wurde mein Mountainbike an das Abflussrohr von der Dachrinne gesperrt und wochenlang nicht mehr angerührt. Motorrad fahren fand ich eben tausendmal geiler als das Rumgestrampel, auch wenn ich motorisiert leider viel weniger Münchnerinnen von der Nähe beschwärmen konnte. Was jetzt aber auch nicht ganz so schlimm war, weil mir seit neuestem in meinem Haus auch dauernd sehr bezaubernde Damen über den Weg liefen. Es gab Tage in München, an denen ich Scheuklappen gut hätte gebrauchen können. Unglaublich, was für Mörderfackeln mir oft vor die Pupille kamen. Wow!

Mir ging es wirklich prächtig, auch wenn die ersten Verabredungen eher freundschaftlich verliefen. Ich betrachtete das irgendwie als Übungen für den Ernstfall, denn ehrlich gesagt war ich im Flirten, Frauenansprechen und vor allen Dingen im Zuhören völlig aus der Übung gekommen. Als ich dann auch noch wie aus heiterem Himmel die allergeilste Nachricht meines Lebens bekommen hatte, kam ich aus dem Plappern gar nicht mehr raus. An jenem Tag war ich am Abend mit drei ehemaligen Kolleginnen verabredet, die mich seit meiner Abreise nach Kapstadt nicht mehr gesehen hatten und unbedingt hören wollten, was mir in Südafrika so alles passiert war. Alle unter einen Hut zu bringen war schwierig, weshalb das Treffen erst jetzt im Mai zustande kam. An jenem Tag bekam ich DEN ANRUF MEINES LEBENS. Meine Lektorin war am Apparat: »Herr Kroiss, ich habe gute Nachrichten für Sie. Unser Verlag will Ihr Buch machen und schon im Frühjahr nächsten Jahres veröffentlichen.« Schweigen. Mir fiel erst mal die Kinnlade runter. Mir blieb die Spucke weg, und ich wusste gar nicht, wie mir geschah. Ganze Kinofilme spielten sich in Sekundenbruchteilen in meinem Kopf ab, mein Herzschlag war bis zur Halsschlagader spürbar und meine Stimme zitterte: »Ja, klasse, das ist ja super! Äh ja! Äh wow! Ja, spitze! Ich kann es gar nicht fassen! Echt? Puh, das gibt's ja gar nicht.« Mir war gleichzeitig zum Lachen und zum Heulen zumute, so ergreifend war dieser einzigartige Augenblick. Auf einmal war ich Schriftsteller, ein Traum, den ich beinahe 30 Jahre lang geträumt hatte, begann wahr zu werden. Mit »Das muss ich erst mal verarbeiten und ordentlich feiern. Vielen Dank! Wir telefonieren morgen« verabschiedete ich mich von meiner Lektorin, die nach einem verständnisvollen »Na, dann viel Spaß, Herr Kroiss!« zuerst auflegte. Und nach ein paar stillen Minuten, in denen ich die Nachricht für mich ganz alleine genoss, ging es los mit der Plapperei. Ich rief die wichtigsten Leute meines derzeitigen Lebens an, meine besten Kumpel, meine engsten Freundinnen und Freunde und natürlich meine Ma, die sich von allen verständlicherweise am herzlichsten freute. Und am Abend feierte ich mit meinen ehemaligen Kolleginnen, die die Ersten waren, die meine Geschichte von Südafrika, meiner Zeit im Tsitsikamma Nationalpark, jener Nacht im Fern Cottage bis hin zum Anruf meiner Lektorin in voller Länge zu hören bekamen. Ich blickte in die großen Augen und strahlenden Gesichter drei bezaubernder junger Frauen, die sich aufgeregt mit mir mitfreuten und mich

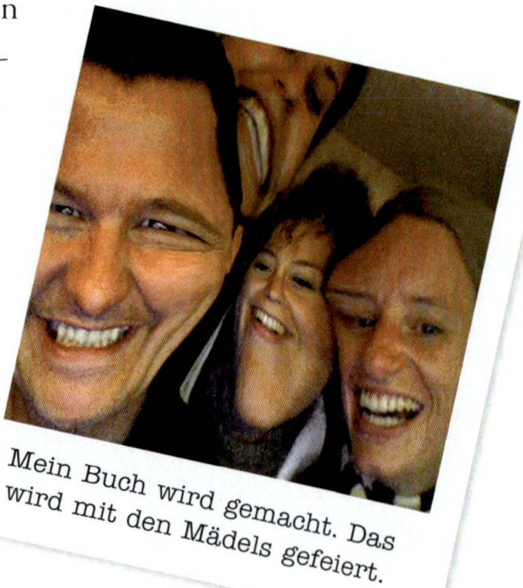

Mein Buch wird gemacht. Das wird mit den Mädels gefeiert.

mit ihrer Freude, Herzlichkeit und Begeisterung zum glücklichsten Mann in ganz München machten. Was für ein Monat. Was für ein Tag. Was für ein Augenblick. Was für eine Nachricht. Jetzt kam Bewegung in mein Leben.

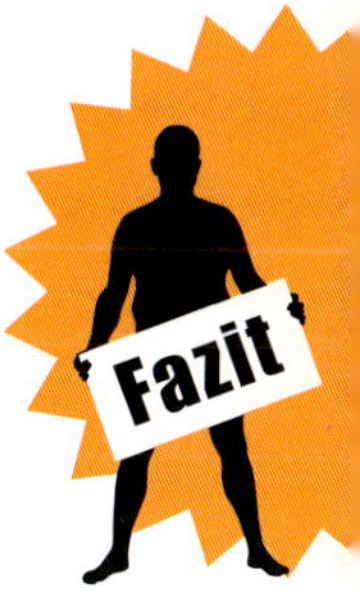

Bewegen bringt Segen

Sich selbst zu bewegen kann einem auf dem Weg zum gesünderen Leben niemand abnehmen, aber die Wahl des passenden Sports und die Wahl der Dosierung. Gerade hier geht es im wahrsten Sinne des Wortes darum, einfach den ersten Schritt zu tun und die Menge der Schritte langsam, aber sicher zu erhöhen. Von F. X. Mayr (1875–1965), einem berühmten Arzt des vorigen Jahrhunderts, dessen aktive Gesundheitsvorsorge noch heute unserer Zeit weit voraus ist, stammt das Zitat: »Der beste Weg zur Gesundheit ist der Fußweg.« Der menschliche Körper ist eben für Bewegung konzipiert, für sage und schreibe zehn bis 20 Kilometer täglich! Darum tun Sie einfach das, was Ihrem Körper am allermeisten hilft, gesünder zu werden: bewegen, bewegen, bewegen, bewegen. Und finden Sie selbst heraus, was Ihnen am allermeisten Spaß macht.

JUNI 2007

Liebe geht durch den Magen und manchmal ganz schön in die Hose.

Die Frau in meinem Leben, die bis heute alle anderen Frauen in ihrer selbstlosen Liebe zu mir überflügelte, war die Mutter meines Vaters, meine innig geliebte und über alles geschätzte Oma. Zeit ihres Lebens war sie uneingeschränkt für mich da und hatte die herausragende Gabe, mich auch dann noch lieb zu haben, wenn ich etwas angestellt und mich oft nicht so gut betragen hatte, wie sie das eigentlich verdient oder von mir erwartet hätte. Ihr Herz schlug mit aller Kraft für ihren Enkel, und das gab mir in ihrer Anwesenheit immer das gute Gefühl, der Tollste, Größte und Beste zu sein. Kein Wunder, dass ich mich bei ihr immer pudelwohl fühlte. Und so groß ihr Herz auch war und natürlich auch für den Rest der Familie schlug, für sie blieb ich immer die Nummer eins. Ich wünschte, selbst eines Tages so grenzenlos lieben zu können.

Aber vielleicht klappte das zwischen meiner Oma und mir auch nur deshalb so gut, weil ich damals einfach noch keinen Sex im Kopf hatte und derselbe für sie keine allzu große Rolle spielte – ohne zu wissen, was Oma und mein Stiefgroßvater Heinz unter den riesigen Federbetten noch so anstellten außer schlafen. So

Mein Gewicht im Juni: 85,3 kg

Da geht was. Vor allen Dingen geht schön Fett weg. Immerhin schon 3,8 kg. Und das fast ohne Abbau guter Zellmasse. Das heißt, meine bessere Ernährung zeigt Wirkung.

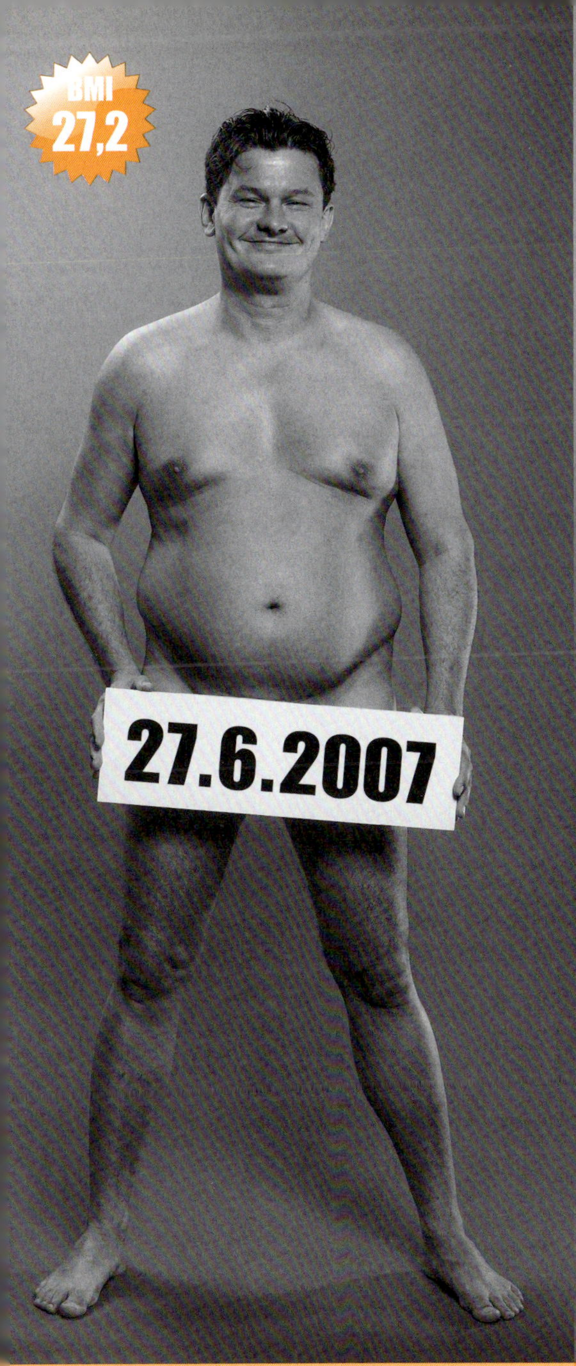
BMI
27,2
27.6.2007

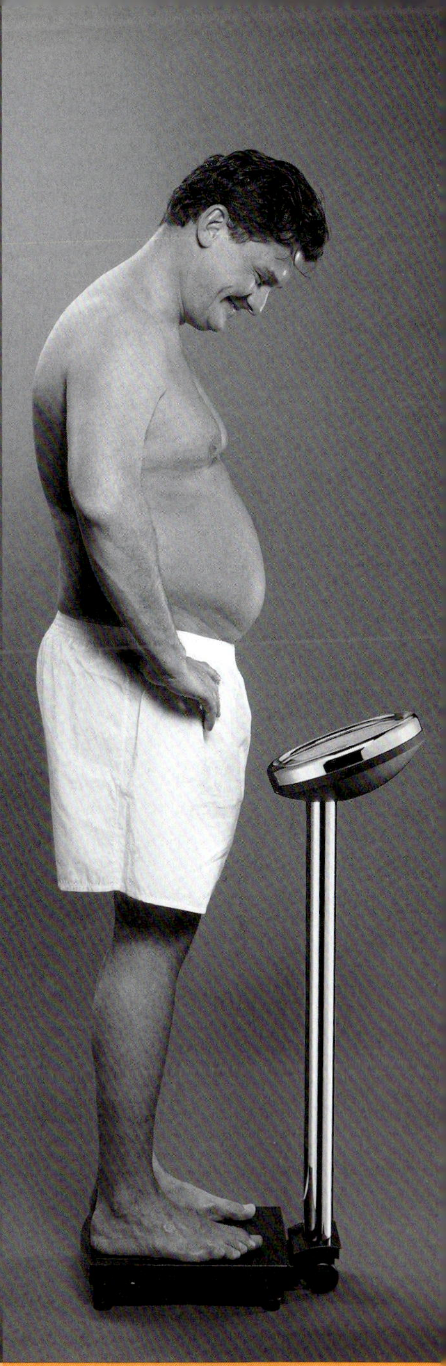

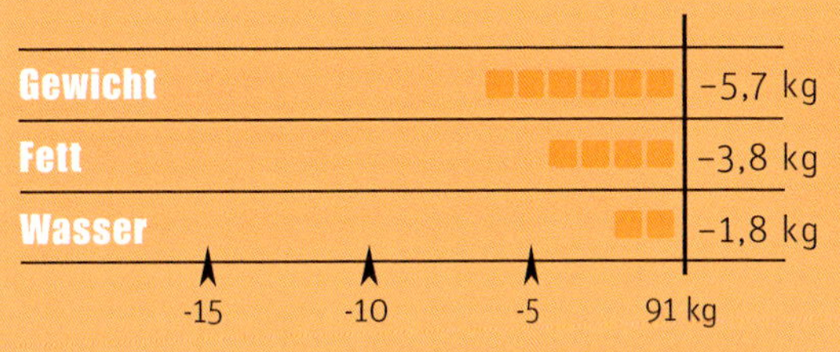
Gewicht
-5,7 kg
Fett
-3,8 kg
Wasser
-1,8 kg
-15
-10
-5
91 kg

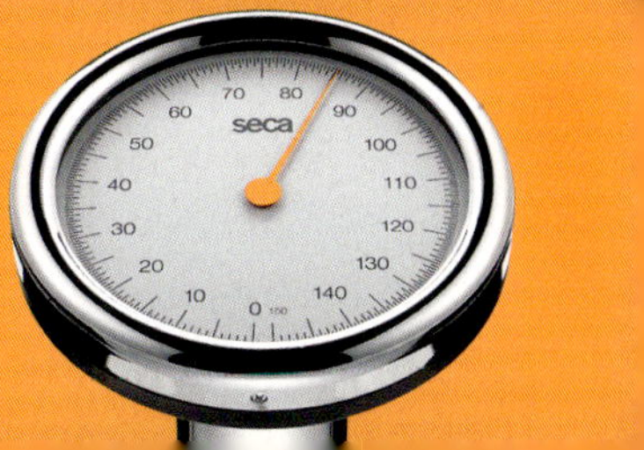
seca

gab es zwischen uns keinerlei Eifersucht oder sonstige negativen Emotionen, die unserer Zuneigung im Weg gestanden wären. Sie konnte ganz einfach meine liebe Oma sein und ich ihr Lausebengel von einem Enkel. Wenn ich nachts nicht einschlafen konnte, betete sie mit mir immer »Jesulein«, wenn es draußen donnerte und blitzte, nahm sie mich in die Arme und beruhigte mich mit »Michi, muast koa Angst ham, des is bloß da Rumpe«, als ich die Windpocken hatte, machte sie mir Kamillenbäder, und wenn ich was angestellt hatte, schimpfte sie selten, mimte kurz die Beleidigte, um im nächsten Moment wieder mit mir herumzualbern. Und weil ich keine Geschwister hatte, hatte ich diese vorzügliche Oma-Betreuung, mit großer Tendenz zur Verwöhnung, ganz für mich alleine. Noch heute wird mir wohlig warm ums Herz, wenn ich mich an diese sorgenfreien Kindertage zurückerinnere. Und an die vielen Leckereien aus dieser Zeit wie Grießbrei, Pfannkuchen, Zwetschgendatschi und Vanillepudding.

Denn neben ihrer grenzenlosen Liebe hatte sie noch eine ausgezeichnete Gabe: Sie konnte kochen wie eine Göttin, insbesondere alles, was die bayerische Landesküche so hergab. Mit ihren Rezepten und Fähigkeiten hätte sie damals gut zur Chefköchin im Bayerischen Hof avancieren können, in jedem Fall, wenn es um Schweinebraten und -haxen, Rehrücken, Hasenbraten, gebratene Tauben, Enten oder Gänse, Knödel aller Art und Soßen ging, von denen nie ein Tropfen übrig blieb. Das ganze Haus duftete immer nach den feinsten Gerichten, und meine Oma musste oft die hungrige Meute zurückhalten, wenn sie ins Ofenrohr oder die Töpfe spitzelte, um zu sehen, was es denn heute Mittag wieder unwiderstehlich Gutes geben würde. Und alles, was sie an Kräutern, Salaten, Gemüse und anderen Zutaten noch so brauchte, pflanzte sie in ihrem Garten natürlich selber an. Was es im eigenen Garten nicht gab, kaufte sie frisch auf dem Markt. Auf ihrer Speisenkarte standen aber auch eine ganze Reihe von Mehlspeisen wie Apfelkücherl, Ausgezogne und viele andere Leckereien, mit denen sie nicht nur die Familie Kroiss, sondern Scharen von Gästen betörte und verwöhnte. Sogar Berühmtheiten wie der Filmproduzent Horst Wendlandt, der Winnetou, Edgar Wallace, Otto und Co. filmisch zu großem Ruhm verholfen hatte, ließen es sich bei Familien- und anderen Festen bei meiner Oma vorzüglich schmecken. Denn selbst so einfache Dinge wie Zwetschgen-, Apfel- oder Erdbeerkuchen schmeckten bei der Mam, wie meine Eltern und mein Onkel Wasti die Oma nannten, stets einen Hauch besser als andernorts. Was immer sie zubereitete, waren Gaumenfreuden der außerbayerischen Art, bei der selbst Paul Bocuse, Alfred Biolek und der Schuhbeck Alfons händchenhaltend und in kulinarischer Begeisterung vor der kleinen alten Dame auf die Knie gefallen wären und die Küchenschürzen für immer weggeschmissen hätten. Jedes Essen war ein Fest, und davon gab es auf Holzgrandl, dem Bauernhof, den mein Vater als Wochenenddomizil in den frühen 70ern gekauft und zu einer Forellenzucht ausgebaut hatte, jede Menge. Oft fünf am Tag.

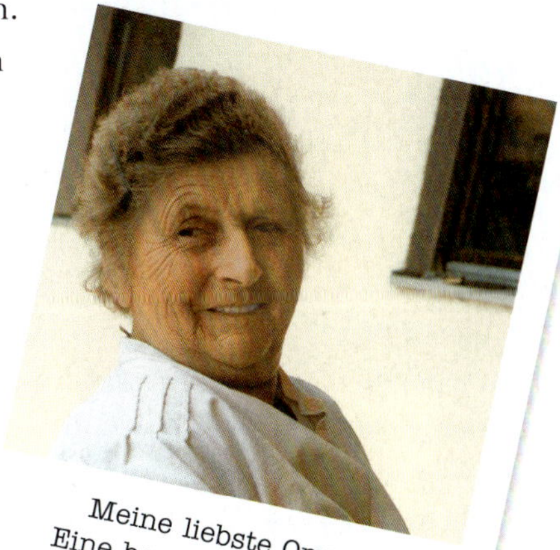

Meine liebste Oma.
Eine begnadete Köchin.

Meine Oma stammte von einem großen Bauernhof und hatte zu Zeiten kochen gelernt, als die Bauersleute den größten Teil ihres Tagwerkes noch selten unter Zuhilfenahme technischer Geräte verrichteten und von morgens bis abends harter körperlicher Arbeit ausgesetzt waren. Die Knechte von damals brauchten ordentlich was zu futtern – was sie beinahe ohne Umschweife wieder verbrannten oder in Muskelmasse umsetzten. Auch auf unserem Hof gab es wegen der Forellenzucht und dem riesigen Grundstück unter der Woche immer jede Menge zu tun, so dass Frühstück, Brotzeit, Mittagessen, Kaffee und Kuchen und Abendessen einfach notwendig waren, um vor lauter körperlicher Arbeit nicht vom Fleisch zu fallen. Für gewöhnlich trafen mich diese Hunger treibenden Beschäftigungen nur ab und zu in den Ferien, weil wir sonst in München lebten und meine Eltern auch auf dem Hof Angestellte hatten, die meine Oma und den Heinz bei der Arbeit unterstützten. Ich brauchte damals meist nur ordentlich was zu futtern, weil ich noch voll im Wachstum war. 15 Nutella-Pfannkuchen – mein absoluter Rekord, gesponsert by Oma – machten nicht die geringsten Anstalten, sich in Fett zu verwandeln, und schon Stunden später knurrte mir wieder der Magen.

Als ich allerdings schon fast ausgewachsen war, kam ich in den Sommerferien 1981 doch noch in den Genuss richtig harter Arbeit, die ich mir selbst eingebrockt hatte. Meine Eltern waren verreist, ich war 17 und allein zu Haus, konnte schon Auto fahren, hatte noch keinen Führerschein, aber die glorreiche Idee, mir nach der Disco mit einem Kumpel Daddys 7er zu schnappen und eine Runde durch Schwabing zu drehen, ohne Licht, aber mit vier Bier intus. Die Polizei muss damals gepennt haben, weshalb außer einer heißgefahrenen Kupplung in dieser Nacht nichts passiert ist. Zwei Tage später allerdings, nach Rückkehr meiner Eltern, gab es einen extrem schweren Rüffel von meinem Vater, und zur Strafe musste ich den Führerschein, der ursprünglich als Geschenk gedacht war, in den Sommerferien abarbeiten. Recht so! Ich arbeitete sechs Wochen Montag bis Samstag von sechs Uhr morgens bis 20 Uhr und war meist um 22 Uhr im Bett verschwunden. Und ich kam wie jeder ordentliche Knecht in den Genuss von Frühstück, Brotzeit, Mittag-

Adressen, die Ihnen weiterhelfen

Für die Arzt-, Therapeuten- oder Kliniksuche:

- Berufsverband Deutscher Neurologen e. V., Internet: www.neurologen-und-psychiater-im-netz.de
- Deutsche Gesellschaft für Psychiatrie, Psychotherapie und Nervenheilkunde (DGPPN), Internet: www.dgppn.de
- Stiftung Gesundheit, Internet: www.arzt-auskunft.de, Stichwort Service für Patienten/Selbsthilfegruppen/Beratungsstellen
- Deutsche PsychotherapeutenVereinigung, Internet: www.deutschepsychotherapeutenvereinigung.de, Stichwort Therapeutensuche
- Psychiatrienetz, Internet: www. psychiatrie.de, Stichwort Verbände, Therapien

Für weitere Informationen:

- Thema Familientherapie: Psychotherapie-Infodienst PID des BDP, Internet: www.psychotherapiesuche.de
- Thema Gesprächspsychotherapie: GwG Gesellschaft für wissenschaftliche Gesprächspsychotherapie e. V. Köln, Internet: www.gwg-ev.org
- Thema Psychoanalyse: Landesärztekammer, Internet: www.bundesaerztekammer.de, Stichwort Landesärztekammer/ Adressen und Stichwort Ärztesuche
- Thema Verhaltenstherapie: Deutsche Gesellschaft für Verhaltenstherapie (DGVT), Internet: www.dgvt.de, Stichwort Patienteninformation
- Thema Sucht: Deutsche Hauptstelle für Suchtfragen (DHS) e. V., Internet: www.dhs.de
- Thema Suchtkrankenhilfe, Schwerpunkt Alkoholmissbrauch für Betroffene und Angehörige, Internet: www.blaues-kreuz.de

essen, Kaffee und Kuchen und Abendessen. Alles aus Omas guter Küche. Nur ab und zu hat der Heinz zum Kaffee Torten und süße Teilchen beim nächsten Dorfbäcker geholt. Das war ein Leben. Ich arbeitete wie ein Stier, futterte wie ein Scheunendrescher, schlief den Schlaf des Gerechten und hatte dabei außer Muckis kein Gramm zugenommen. Tja, wie gesagt: alles nur eine Frage der E N E R G I E B I L A N Z. Und so einen ausgemachten Blödsinn wie Diäten gab es damals gar nicht. Wozu auch. Ich war blutjung, und obwohl schon damals nicht sonderlich sportlich, mochte ich die Arbeiterei an der frischen Luft: Rasen mähen, Heu einfahren, Fischteiche ausleeren und putzen, Forellen fangen und umsortieren, Stadel aufräumen, kleinere und größere Reparatur- und Bauarbeiten und so weiter. Und Omas köstliches Essen lieferte meinen Arbeitskollegen und mir alles, was wir brauchten, um immer gut bei Kräften und Laune zu bleiben.

Das Einzige, was man meiner Oma nachsagen konnte, war, dass sie es oft zu gut mit uns meinte. Ich erinnere mich noch genau, wie wir immer pappsatt am Mittagstisch saßen, nachdem wir meist alles verputzt hatten oder noch mit dem Auftunken der letzten Soßentropfen beschäftigt waren. Wenige Minuten danach kamen die drei Lieblingsfragen von Oma, und das beinahe jeden zweiten Tag. Erste Frage: »Und hots eich gschmeckt?«, zweite Frage: »Hats satt worn?« Und nachdem alle fast einstimmig unter Stöhnen oder vornehmen Rülpsen mit »Ja« geantwortet hatten, kam gleich ihre dritte Lieblingsfrage: »Wos woitsn heit zum Abendessn?« Der ganze, auf gut Deutsch gesagt, vollgefressene Haufen kam bei dieser Frage immer kräftig ins Schwitzen und vertröstete händeringend die gutherzige Köchin, um die Antwort wenigstens für ein Verdauungsstündchen oder, bis es Kaffee und Kuchen gab, schuldig zu bleiben.

Ich glaube, in vielen Ehen ist so ein ähnliches Verhalten anzutreffen, bei dem der Liebesbeweis nur noch über Essen, das heißt die Be- oder Überfütterung des Mannes stattfindet, über dessen Anerkennung sich die Frau den letzten Rest Zuneigung holt, weil im Bett schon lange nichts mehr geht und Zärtlichkeit und Leidenschaft, kombiniert mit überfüllten Tiefkühltruhen, schon längst zu Fremdwörtern geworden sind. Aber gut – mit Ehegeschichten kenne ich mich eh nicht aus und weiß nicht mehr darüber, als ich früher bei meinen Eltern, Großeltern und Eltern anderer Kinder live miterlebt oder bei den Waltons, Dallas, Denver Clan und El Bundy in der Glotze gesehen hatte. Bis heute bin ich da genauso schlau wie früher. Inzwischen habe ich nur das dumpfe Gefühl und die naheliegende Vermutung, dass alle Beziehungen – auch die zu uns selbst – etwas mit fressen und gefressen werden, mit Essen und Hunger zu tun haben. Einfacher gesagt mit satt werden oder verhungern.

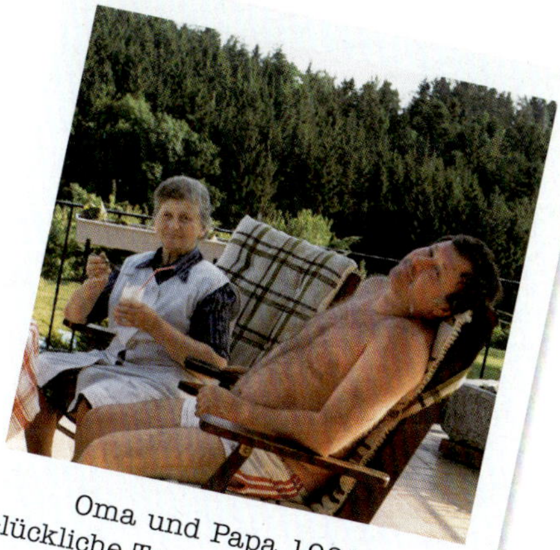

Oma und Papa 1981.
Glückliche Tage auf unserem Hof.

Und weil bei mir im Juni 2007 das Trainieren zur Routine und das bessere Essverhalten selbstverständlich geworden war, ich aber weder frauentechnisch noch gewichtstechnisch wirklich weiterkam, führte ich mir nochmals meine innerseelische Situation vor Augen, die sehr großen Anteil an meinem Übergewicht und meinem Alleinsein zu haben schien, aber offensichtlich nicht so mir nichts, dir nichts verändert werden konnte. Und ich blickte nochmals zurück, sehr weit zurück, wie ich das drei Jahre lang in der Psychotherapie getan habe, die ich erst Ende Mai auf eigenen Wunsch beendet hatte. Mittlerweile war ich schon zum Experten geworden, was mein Singledasein und vor allen Dingen die innerseelischen Ursachen für meinen frauenfreien

Zustand betraf. Und ich brauchte vor Anritt meiner Therapie keinen Psychologen, um zu erahnen, dass das alles nichts mit der Mutter meines Vaters, sondern mit meiner eigenen Mutter zu tun hatte. Nicht dass meine Mutter mich nicht ebenso wie meine Oma liebte, aber meine Mutter war immerhin die erste Frau, der ich an den Busen gegrabscht hatte, ohne dafür eine Ohrfeige zu kriegen. Und das schien mir so lecker zu schmecken, dass ich in den ersten drei Monaten meines Lebens nichts lieber tat als nagen, saugen und grabschen. Und ich wäre sicher auch ohne Sigmund Freud dahintergekommen, dass da irgendwas zwischen mir und meiner Mutter lief – vor allen Dingen Muttermilch.

Die allererste Beziehung im Leben der meisten Menschen ist die mit der Mutter. Sie ist die Beziehung, die uns am meisten prägt und sehr großen Einfluss auf den Verlauf unserer Beziehungen als Erwachsene nimmt. Verläuft beim Heranwachsen alles glatt, ist die Mutter stark und gibt dem Kind alles, was es an Nahrung, Zuneigung und Liebe braucht, und erscheint im rechten Moment der ebenso starke Vater auf der Bildfläche, der eine alternative Beziehung anzubieten hat, die es dem Kind erleichtert, von der Mutter unabhängig zu werden, entwickelt sich das Kind zu einem beziehungsfähigen Menschen frei von Ängsten, die Beziehungen zu Lebenspartnern später be- oder verhindern könnten. Und nichts ist für die Entwicklung der kleinen Hosenscheißer besser als ein in diesem Sinne ausgeglichenes Elternpaar. Leider ist dieser Idealfall nur selten gegeben. Oft werden junge Mädchen Mütter, die mit der Situation völlig überfordert sind und sich eher an das Kind klammern, als es froh und frei im Leben willkommen heißen und selbstbewusst und sicher versorgen und bemuttern zu können. Und oft fehlt vom Vater jede Spur. Das seelische Milieu, in dem der Säugling heranwächst, ist erheblich gestört. Kleinstkinder spüren diese

Umstände viel intensiver, als wir je als Erwachsene diese Gefühle, selbst bei katastrophalen Angstzuständen, spüren würden. Diese Gefühle überlebensbedrohlicher Angst, die aus diesem geschädigten Milieu erwachsen, brennen sich oft so tief und fest in den kleinen verwundeten Seelen ein, dass aus den süßen Kleinen später Mannsweiber, Zicken, ewige Jungfern, Frauen mit Putzzwang, Weiberhelden, Machos, krankhafte Egoisten und Pedanten oder ewige Einzelgänger werden. Und das nicht, weil sie so werden wollten, sondern weil das über die Jahre ihre Art geworden ist, als Erwachsener diese alten Ängste nicht mehr spüren zu müssen.

Als Folge meines in Babytagen entstandenen Traumas spüre ich diese lebensbedrohliche Angst bedauerlicherweise immer dann in einer Beziehung zu einer Frau, sobald unser Verhältnis inniger und immer näher wird. Diese Angst droht, mich zu erdrücken und zu verschlingen. Und das Schlimme daran ist, dass dieses Gefühl immer durch die liebsten Frauen dieser Welt hervorgerufen wurde. Hübsche junge Frauen, die mich auch mit Bauch liebten und nicht das Geringste dagegen gehabt hätten, ihr Leben mit mir zu teilen. Doch die Frauen, von denen ich mich bedauerlicherweise immer trennen musste, weil ich die Angst nicht aushalten konnte, waren eben nie die Ursache für meine Angstzustände, sie erinnerten mich nur an jene alte bedrückende Angst, ein Gefühl, das ausschließlich an die frühkindlichen Erlebnisse mit der Mutter gebunden ist. Ich bin kein Therapeut und versuche nur wiederzugeben, wie ich das Kernthema meiner eigenen Therapie verstanden

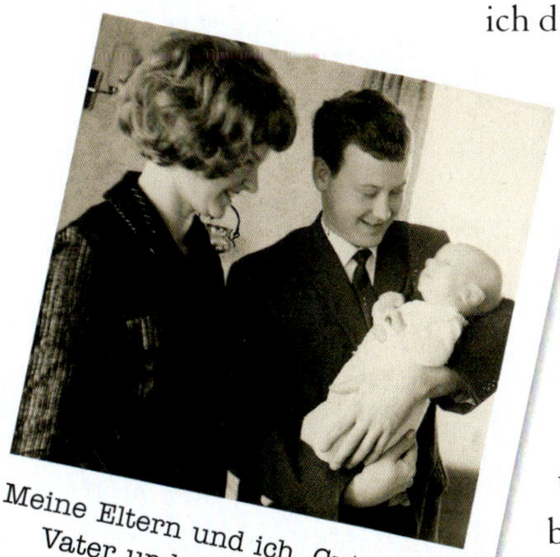

Meine Eltern und ich. Gut, wenn Vater und Mutter da sind.

habe. Und einfach gesagt, leide ich unter den Folgen einer tragischen Verwechslungskomödie. Die hübsche junge Frau weckt Ängste, die tatsächlich zur Mutter gehören, mit der Folge, dass ich die Flucht ergreife, zunächst erleichtert bin, weil mit der Geliebten auch die Angst gegangen ist, und dann traurig bin, weil es wieder nicht geklappt hat. Und als ich vor etwa vier Jahren die Regelmäßigkeit dieses Phänomens erkannt hatte und nicht mehr wusste, was ich tun sollte, nahm ich die Hilfe eines Familien-und Psychotherapeuten in Anspruch, um das verstehen zu können, was ich mit den vorangegangenen Zeilen als Nicht-Psychologe zu erklären versucht habe.

Heute weiß ich um den Ursprung meiner Ängste und habe so einigermaßen gelernt, mit ihnen umzugehen und sie zu ertragen, ohne die Flucht anzutreten. Es geht darum, diese Ängste auszuhalten und mir bei einer hübschen Dame, die meine Gefährtin werden könnte, bewusst zu machen: »Nein, diese bezaubernde Frau hat nichts mit meiner Mutter zu tun. Und nein, diese neue Liebe hat auch nichts mit meinen Ängsten zu tun. Und ja, ich bin erwachsen und kann für mich alleine sorgen, weshalb Ängste, wie ich sie gerade spüre, nur ein altes gespeichertes Gefühl meiner verletzten Seele sind, aber eben nichts mit meiner Gegenwart zu tun haben. Und schon gar nicht mit meiner zukünftigen Traumfrau.« PUH – was für eine harte Nuss!

All das erklärt so einigermaßen, warum Beziehungen bei mir gerade mal fünf bis acht Monate gehalten haben, auch wenn ich schon mal über zwei ganze Jahre mit einer

Meine Stimmung im Juni:

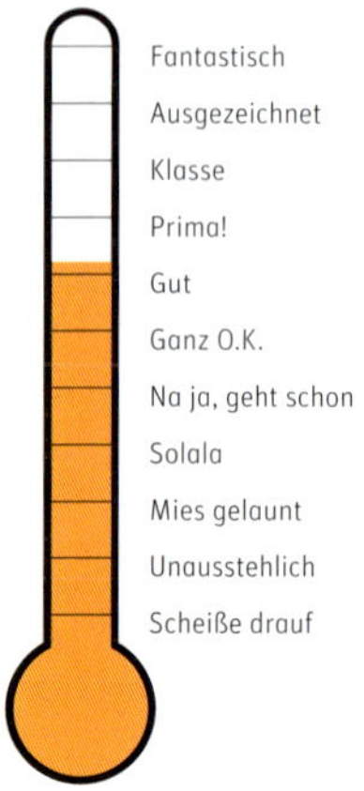

Frau gegangen bin. Dieser etwas komplizierte psychologische Exkurs erklärt gerade mal so die Ursachen meines Singledaseins, aber was hat das alles jetzt mit meinem Bauch und dem vieler anderer zu tun?

Nun – nach oben ausgeführtem Exkurs in die Welten von Sigmund Freud ist leicht nachvollziehbar, dass aus dieser frühkindlichen Entwicklungsphase viele Komplexe erwachsen können oder eben viele Strategien, alte Ängste oder große Wut nicht spüren zu müssen. Als Säugling nicht genug Liebe bekommen zu haben, äußert sich später darin, dass man glaubt zu dick, zu alt, zu jung, zu groß, zu klein oder zu irgendwas zu sein, um überhaupt geliebt werden zu können. Kurz, es mangelt gehörig an Eigenliebe, und Frau wie Mann ist oftmals viel besser in Selbstkritik. Daraus entsteht Frust oder Wut, die der oder die Betroffene auf alle denkbaren Arten zu kompensieren versucht. Viele werden süchtig nach harten Drogen oder Alltagsdrogen wie Alkohol und Nikotin, andere werden süchtig nach Sex, wieder andere schreiben wie verrückt, arbeiten wie die Wahnsinnigen oder treiben 15-mal die Woche Sport. Und das alles, weil sie entweder die Angst vertreiben wollen oder nicht genug bekamen und als Erwachsene nicht wissen, wie sie die Leere in ihrer Seele füllen, ihren innerseelischen Hunger stillen können.

Beim Essen, beim zu viel Essen kommt noch der fatale Effekt dazu, dass das, womit man das Loch in der Seele vergeblich füllen will, im nächsten Augenblick auch schon wieder verschwunden, also unsichtbar gegessen ist. Und je mehr man isst, je größer wird der Frust. Ich falle in eine Depression, in der ich mich selbst bedauere, weil ich dabei immer dicker werde. Und als Frust darüber esse ich noch mehr. Oder ich versuche mit Essen das wohlige Gefühl der Bemutterung wiederherzustellen. Gerade als Single verschafft man sich auf diese Weise in einem einsamen nazistischen Spielchen so etwas wie einen Beziehungsersatz, zwar ohne die Liebe, die Zärtlichkeit und den Sex mit einem realen Partner, aber auch ohne Konfrontation mit den eigenen oben geschilderten Ängsten. Und das ist so ähnlich wie Selbstbefriedigung. Man(n) hat die wildesten Fantasien, kommt sogar handgreiflich zum Orgasmus, nur außer einem selbst ist niemand im Schlafzimmer oder wo immer man es sich eben mal wieder selbst besorgt hat. Man(n) ist A L L E I N E.

Und an dieser Stelle fällt mir auch wieder ein, woher meine außergewöhnlich große Leidenschaft für Marzipan stammt. Meine Mutter war eher die moderne Geschäftsfrau als eine Hausfrau, die sich gerne in der Küche aufhielt. Und was sie tausendmal lieber tat, als am Herd rumzustehen, war es, Feste zu organisieren.

Und das erste Fest, an das ich mich noch wie heute erinnern kann, ist mein siebter Geburtstag. Der Geburtstagstisch war lustig dekoriert mit allerlei bunten Tellern, Bechern und Papierservietten. Dazwischen waren Luftschlangen drapiert, und an jedem Platz lag für jeden meiner jungen Gäste noch eine Überraschungstüte. Und inmitten des schön gestalteten Festtisches erstrahlte mein erster Geburtstagskuchen im Licht von sieben kleinen Kerzen – meine Mutter hatte es in der Küche extra dunkel gemacht –, und alle Kinder sangen, eines falscher als das andere »Zum Geburtstag viel Glück!«, während ich meine Lunge aufpumpte und sieben Kerzen auf einen Streich auspustete, um mich kurz darauf über das erste große Stück Marzipankuchen herzumachen, auf dem mein Name in Schokoguss geschrie-

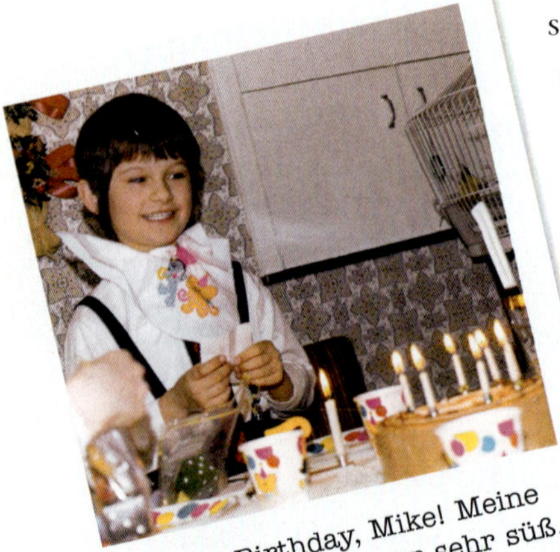

Happy Birthday, Mike! Meine 1. Marzipantorte war sehr süß.

ben stand. Seither liebe ich Marzipan und bin ein großer Fan von Geburtstagsfeiern. Vielen Dank dafür, Ma!

Die glücklichen Tage von einst sind leider viel zu früh und dramatischer zu Ende gegangen, als ich das damals als junger Mann von 26 Jahren verkraften konnte, in jenem Jahr, als mein Vater mit nur 48 Jahren an Krebs gestorben war und durch unglückliche geschäftliche Umstände, aber auch durch seine damals unterschätzte Alkoholkrankheit binnen kurzer Zeit alles verloren hatte, was er sich mit harter Arbeit sein Leben lang aufgebaut hatte. Drei Jahre zuvor war meine Oma an einem Herzinfarkt beim Forellenverkaufen auf dem Markt zusammengebrochen und nach einem zweiwöchigen Koma gestorben. Und es schien, als ob mit ihr auch die gute Seele unseres schönen Bauernhofes dahingegangen war, der nach dem Konkurs der Firma meines Vaters unter den Hammer kam. Mein Stiefgroßvater Heinz, der nach dem Tod meiner Oma nie wieder derselbe wie früher war, folgte wenige Monate nach meinem Vater. Meine Eltern hatten sich zu dieser Zeit getrennt, die Beziehung zu dem einzigen Mädchen, mit dem ich über zwei Jahre gegangen war, ging ebenfalls auseinander, und ich suchte zunehmend Trost in Alkohol, um die dramatischen Verluste und die Schmerzen darüber halbwegs ertragen zu können. In weniger als drei Jahren hatte auch ich alles verloren, was einmal mein ganzes Leben bedeutet hatte. Und in gewisser Weise habe ich es meiner Offenheit und meiner Schreiberei zu verdanken, dass ich noch heute putzmunter hier sitze und schreibe. Und seit dem 1. Januar 1998 trocken bin.

Damals fand ich Hilfe in einer Selbsthilfegruppe des Blauen Kreuzes in der Kurfürstenstraße in München-Schwabing, und vom ersten Tag an führte ich Tagebuch – täglich und über vier Jahre lang. Nach mehr als 5.000 handgeschriebenen Seiten

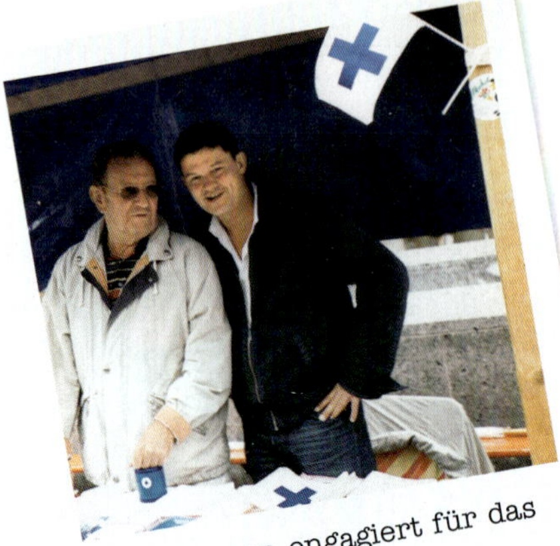

Seit Jahren engagiert für das Blaue Kreuz.

hatte ich mir die Finger wund, aber meine Seele freigeschrieben und meine Alkoholsucht bis heute erfolgreich überwunden. Jahrelang ging ich regelmäßig in die Selbsthilfegruppe, machte an ein paar Wochenenden eine Ausbildung zum Suchtkrankenhelfer und leitete ab und zu zusammen mit dem Willi, einem alten Hasen und ebenfalls trockenen Alkoholiker, die Selbsthilfegruppe in Schwabing. 2003 entwickelte ich die erste deutschlandweite Plakatkampagne für das Blaue Kreuz und dachte mir damals bei jedem blauen Plakat, das ich in München sah: »Das Plakat hängt da, weil ich zum Saufen aufgehört habe!«, und bin darüber bis heute mächtig stolz auf mich. Und so viel mir der Alkohol auch gerade an den liebsten Menschen meines Lebens genommen hatte, so viel hat mir seine Überwindung zurückgegeben. Denn erst wieder beim Blauen Kreuz wurde ich für das geliebt, was ich war, und nicht für das, was ich darstellte oder andere in mir sehen wollten oder von mir erwarteten. Für die Mädels und Jungs vom Blauen Kreuz war ich einfach nur der Mike. Und so und nicht anders mochten sie mich – beinahe so selbstlos, wie meine Oma mich damals geliebt hatte.

Und vielleicht ist es der Geschmack von Marzipan, der mich noch heute im Juni 2007 an all das Gute von früher erinnert, aber mir etwas eben nicht zurückgeben kann, meine Familie von damals und die Liebe und Geborgenheit, die damit früher verbunden waren. Aber für all das, eine eigene Familie, die eigene Liebe und Geborgenheit, kann ich heute als Erwachsener zum Glück selber sorgen. Und Marzipan bleibt Marzipan. Erst wenn ich aufhörte, Marzipan und andere Nahrungsmittel als Ersatz zu missbrauchen, konnten sich Liebe und Erfüllung in meinem Leben verwirklichen.

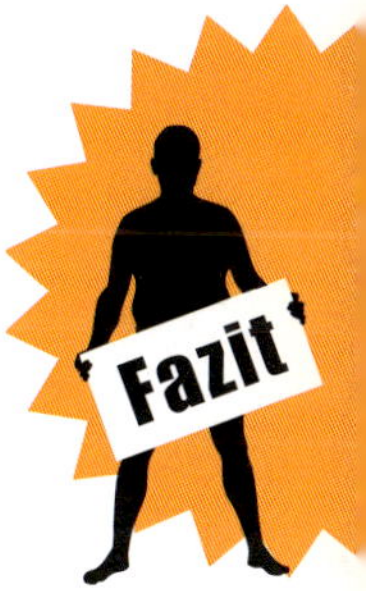

In die Tiefe gehen

Die Gründe für Fettleibigkeit und mangelnde Beziehungsfähigkeit können sehr viel tiefer liegen, als der Betroffene alleine erahnen oder erforschen könnte. In diesen Fällen kann der Rat eines kompetenten Experten, wie z. B. eines Psychotherapeuten, vielleicht auch eines Paar- und Familientherapeuten, von großem Nutzen sein. Der Schritt verlangt allerdings Mut und Aufgeschlossenheit. Wenn Beziehungen an der immer wiederkehrenden und selben Stelle scheitern, kann die Ursache hierfür tiefer liegen. Haben Sie das Gefühl, dass das bei Ihnen zutrifft, suchen Sie sich Hilfe. Adressen und Nummern von Beratungsstellen finden Sie in diesem Kapitel. Kurz: Begeben Sie sich mutig auf Forschungsreise und suchen Sie sich für dieses bereichernde Abenteuer einen guten Reiseführer – einen Therapeuten Ihrer Wahl.

JULI 2007

Wie steht es mit der Potenz? Und wie lange? Und wie oft? Und warum?

»Groß und mächtig – schicksalsträchtig!« Nein, nicht der Watzmann, nein, auch nicht das Matterhorn – im Vergleich dazu ist er eher ein Hörnchen. Ja, richtig! Ich spreche von meinem unglaublichen, einzigartigen, phänomenalen, das ganze Buch und den Rest der Geschichte anzettelnden Penis. Oder wie wir Bayern gerne zu ihm sagen: »Mei Zipfe!« Ohne ihn und Milliarden anderer seiner Kumpels, und seiner weiblichen Artgenossinnen natürlich, wäre das Leben nicht lebenswert und hätte, so wie wir alle es bis heute kennen- und lieben gelernt haben, wohl niemals stattgefunden. Und darf man(n) der Schöpfungsgeschichte Glauben schenken, war er das erste Geschlechtsteil auf unserem Planeten. Dann erst kam im Tausch gegen eine Rippe Vagina – äh, ich meine Eva. Nur woher kam dann Adam? Egal, ist mir auch Wurst, ich bin ja kein Theo- oder Biologe.

Mein Penis jedenfalls führte schon weit vor meiner aktiven Zeit ein sehr reges Eigenleben, das zu bändigen mir in unseren jungen Jahren einiges an Nerven und Handgemenge kostete, bis wir erst mit der Zeit zu einem eingespielten Team wurden, das sozusagen und im wahrsten Sinne des Wortes am selben Strang

Mein Gewicht im Juli: 84,6 kg

Schon 4,4 kg reines Fett verloren. Das wirkt auch positiv auf meine Libido. Bei 2 % zunehmender Potenz pro verlorenem Kilo Fett brachte das schon gute 8 % mehr Bumm im Unterstübchen.

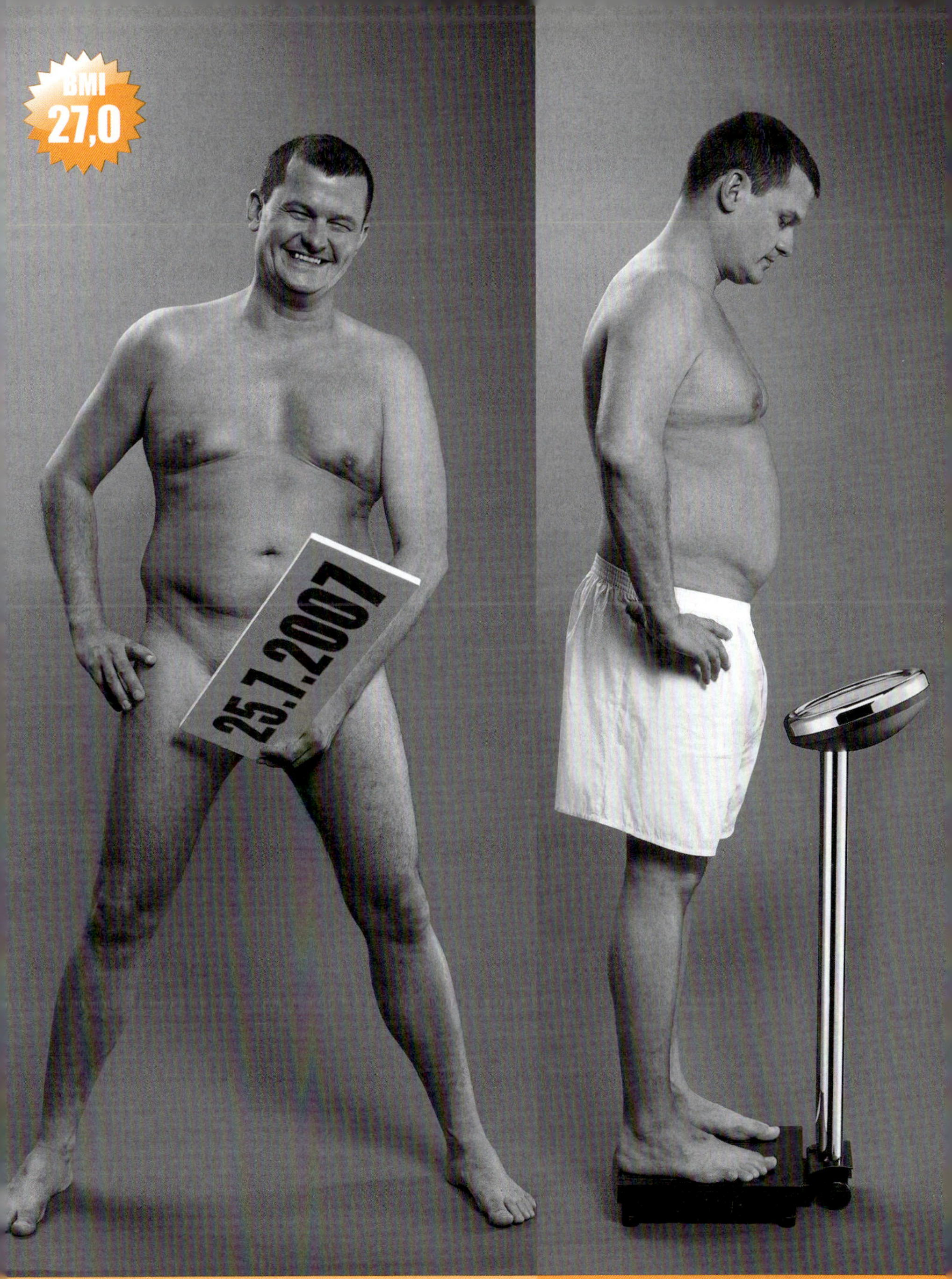
BMI
27,0
25.7.2007

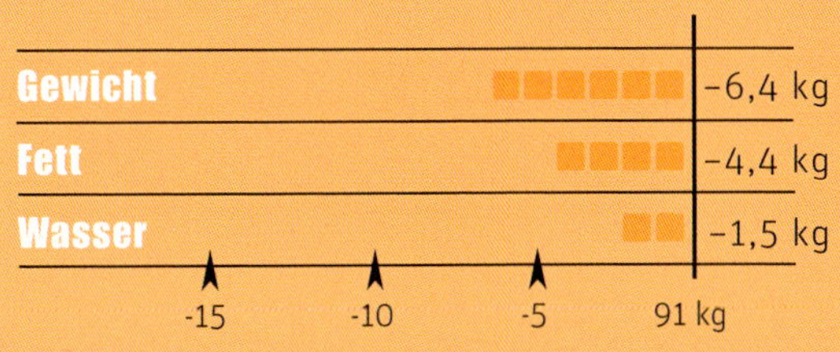
Gewicht
–6,4 kg
Fett
–4,4 kg
Wasser
–1,5 kg
-15
-10
-5
91 kg

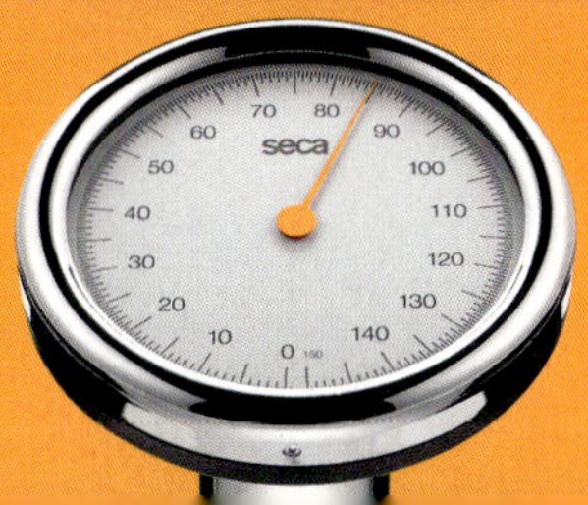
seca

zog – oder auch ziehen ließ –, wenn auch nicht immer mit denselben Zielen und den gewünschten Ergebnissen. Damals war Standhaftigkeit auch nur deshalb ein Problem, weil es eine ganze Latte von Situationen gab, in denen ich auf die Demonstration meiner Pracht gut hätte verzichten können. Meine Hormone spielten schlicht und ergreifend verrückt, trieben was und wann immer sie es wollten, und mein Testosteronspiegel war zum Bersten, treffender gesagt zum Knallen und Poppen gefüllt. Und nichts machte mehr Spaß, als sich von den älteren Damen auf die Sprünge helfen und etwas Nachhilfe geben zu lassen, um den gleichaltrigen Mädchen möglichst ohne Umschweife das frisch Gelernte angedeihen zu lassen. Meine Lust auf Sex war nicht zu stillen, und ich nahm jede Gelegenheit wahr, mir nichts von diesen köstlichen Liebesspielen entgehen zu lassen. Ich war einfallsreich in meinen Verführungskünsten, sorgte mit Briefen, Blumen, Kerzenlicht, schöner Musik und romantischen Abendessen für die richtige Atmosphäre, ging gefühlvoll auf die Wünsche und Sehnsüchte meiner Partnerin ein und wurde darin von Mal zu Mal besser. Und ich war noch immer schüchtern genug, um es von Natur aus langsam und zärtlich anzugehen. Dazu bereitete es mir höchstes Vergnügen, frei nach dem Motto »Ladies first!«, erst sie mit allen mir zu Verfügung stehenden Mitteln und Fähigkeiten kommen zu lassen, mit dem Ziel, danach mit ihr anstellen zu können, was immer ich wollte. Irgendwie waren befriedigte Frauen bedeutend großzügiger und dann so herrlich schamlos,

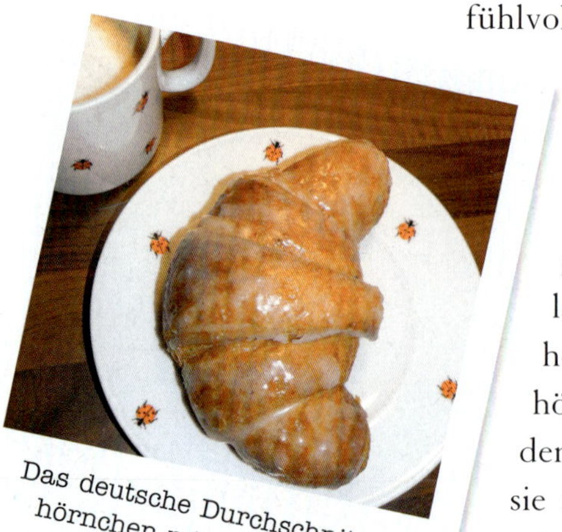

Das deutsche Durchschnittshörnchen misst 12,8 cm.

wenn es im Anschluss um die Befriedigung meiner eigenen Gelüste ging. Und sie dankten es mir zusätzlich mit Showeinlagen, die mich nur noch mehr in Fahrt und meine Nachbarn um die Nachtruhe brachten. Ich las interessante Artikel zum Thema Sex, war verspielt und experimentierfreudig und probierte immer wieder neue Sachen aus, die ich in schlauen Büchern gelesen, von exotischen Freundinnen aus anderen Kulturkreisen neu dazugelernt hatte oder aus purer Neugier schon immer einmal ausprobieren wollte. Zweifel an der Funktionsfähigkeit meines Spielkameraden hatte ich damals nie, auch wenn er in der ersten Nacht mit einer wirklich großen Liebe am Anfang immer etwas schüchtern war und sich gerne etwas bitten ließ. Bis er sich beim zweiten oder dritten Mal bei seiner neuen großen Liebe ganz wie zu Hause fühlte und einfach nicht genug von ihr kriegen konnte.

Mehr als 20 Jahre später, vor meiner segenbringenden Reise nach Südafrika, sah das mit mir, meinem Testosteronspiegel, meiner Lust auf Sex und meinem Sinn für romantische Spielereien leider völlig anders aus. Der lästige Job, der damit verbundene Stress, mein Übergewicht und meine über allem schwebende Griesgrämigkeit hatten aus mir einen angepassten, oft nörgelnden Zweiundvierziger gemacht, dem der Sinn nur danach stand, seinen faulen Hintern nach der Arbeit möglichst schnell vor die Glotze zu schieben. Und das Einzige, was ich mit zunehmender Lust vernaschte, war ein Marzipanriegel nach dem anderen. Erbärmlich, was aus dem aufgeweckten Liebhaber von einst geworden war. Wirklich sehr, sehr, sehr bedauerlich.

Etwa ein halbes Jahr vor meiner Abreise Richtung Kapstadt hatte ich noch meine letzte leidenschaftliche Beziehung und war auch schon über 90 Kilo schwer. Und im Vergleich zu meinen meist jüngeren Geliebten hatte ich bedeutend weniger Lust auf Sex und war, wenn man so möchte, etwas untermotorisiert für meine opulente Erscheinung. Der Motor, der mich und meinen heißen Kolben antrieb, lief an sich noch prima für sein Alter, aber das zulässige Gesamtgewicht war schon längst weit überschritten. Mit schwerwiegenden Folgen für meine Libido. Meine Testosteronwerte waren schwer in den Keller geknallt. Das überschüssige Fett und meine Bewegungsfaulheit verschärften die Situation, indem sie meine Gefäße verengten und eine gesunde Durchblutung der Schwellkörper meines guten Stückes einschränkten. Was für ein erbärmliches Trauerspiel! Und hätte es bei MTV eine Serie wie »Pimp my Pimmel« gegeben, hätte ich mich und meinen, scheinbar etwas müde gewordenen Superhelden sofort zu einem Rundumcheck und Megatuning dort angemeldet. Denn meine Geliebten waren im Bett ein echter Traum, sehr anschmiegsam und leidenschaftlich, vor allen Dingen voller Hingabe und so herrlich verspielt. An ihnen lag es also nicht, dass ich kaum noch Lust hatte, auch nicht an der Begeisterungsfähigkeit meines besten Freundes, denn er war von ihrer Nähe und dem Anblick ihrer knackigen Rundungen stets sichtbar entzückt. Es lag ganz einfach an der Energielosigkeit seines Herrchens sowie der damit verbundenen Müdigkeit und Trägheit und den logischerweise deswegen ausbleibenden Erfolgen, die seinem Herrn und Meister eine derart miese Laune verpassten, dass der sich lieber in seinem Leid suhlte und so gar keinen Sinn mehr für Romantik, Zärtlichkeit, Hingabe und Leidenschaft aufzubringen vermochte.

Selbst ein Pfannkuchen hatte eine erotischere Ausstrahlung als ich. Mein Blick für die schönste Nebensache der Welt war schwer getrübt und mein Gespür dafür beinahe völlig erloschen. Vor allem meine unendliche Unzufriedenheit mit mir, meinem Leben, meinem Gewicht und seinerzeit mit überhaupt allem, woraus ich auch nur ein bisschen mehr Selbstvertrauen und

Lebensfreude hätte ziehen können, machte aus den Akten mit meinen Freundinnen ein Geschäft, das ich beinahe so routiniert erledigte wie meinen damals so ungeliebten Job in der Werbung. Wirklich unglaublich schade um diese vielen verlorenen zauberhaften Glücksmomente und romantischen Stunden voller Zweisamkeit und Liebe.

Ein gutes Jahr später im Juli 2007 standen die Sterne für mich und meinen kleinen Prinzen zu unser beider Lebensfreude und Liebesglück schon wieder erheblich besser. Denn als mir mein Hausarzt im Februar eröffnet hatte, dass sich meine Potenz mit jedem verlorenen Kilo Fett um zwei Prozent verbessern würde, war ich nicht nur hellhörig geworden, sondern wartete insgeheim schon immer ungeduldig auf deutliche Zeichen, die die verheißungsvolle These meines Leibarztes lebhaft und bitte sichtbar bestätigen würden. Und Herr Doktor sollte recht behalten. Denn seit klar war, dass mein Buch tatsächlich veröffentlicht werden sollte, wuchs nicht nur der Druck seitens meines Verlages, sondern auch im Bereich meiner Kronjuwelen, wie ich recht bald feststellen durfte. Immerhin hatte ich seit meiner ersten Messung im Februar schon 4,4 Kilo reines Fett verloren, also gute acht Prozent mehr Bumm im Unterstübchen. Nicht auszudenken, wohin das führen würde, wenn ich tatsächlich mein Traumgewicht von 75 Kilo erreichen würde. Sollte ich wirklich die 16 Kilo Fett loskriegen, würde das meinem Prachtkerl ganze 32 Prozent mehr Power geben, ihn zu beinahe alter Höchstform auflaufen lassen und mir im

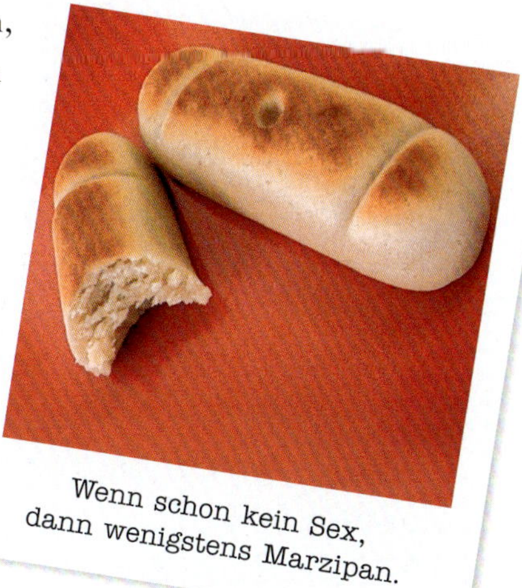

Wenn schon kein Sex, dann wenigstens Marzipan.

Von Männerbauch und Liebesleben

In der Antike war der Phallus Symbol für Glück, Reichtum und Erfolg. Ist es da ein Wunder, dass bis heute im Bewusstsein der Menschen Vermögen und Potenz Hand in Hand gehen? Und dass Versagen und Potenzschwäche oft gleichgesetzt werden?

Jeder Zentimeter mehr um die Taille gefährdet die Gesundheit, aber auch das Liebesleben. Je dicker der Bauch ist, desto häufiger haben Männer Probleme mit der Erektion. So das Ergebnis einer amerikanischen Studie. Wer einen Bauchumfang von mehr als 106 Zentimetern aufweist, verdoppelt demnach sein Impotenzrisiko. Warum? Nicht nur rein mechanisch ist ein heftiger Speckgürtel hinderlich. Je mehr Fett am Bauch sitzt, desto tiefer sinkt der Testosteronspiegel, denn jede Fettzelle ist sozusagen eine kleine Chemiefabrik, die das Männerhormon Testosteron in Östrogen umwandelt. Mit gravierenden Folgen: Das sexuelle Verlangen nimmt ab, manchmal entwickelt sich ein »Herrenbusen«, und am Ende schwächelt zudem die Potenz. Ergo: Wer abnimmt, bewirkt, dass sein Testosteronspiegel steigt und dadurch sein sexuelles Verlangen und seine Erektionsfähigkeit wiederbelebt werden. Darf man der Statistik glauben, können etwa sechs Millionen Männer allein in Deutschland nicht immer so, wie sie gerade wollen. Neben Dickleibigkeit können die Gründe organisch, hormonell und sehr oft psychisch bedingt sein. Naturbedingt nimmt auch mit zunehmendem Alter die Erektionsfähigkeit eines Mannes ab.

Was tun? Wirklich wirksame luststeigernde und gesundheitlich unbedenkliche Mittel gibt es immer noch nicht. Erektionsstörungen hingegen lassen sich erfolgreich behandeln: z. B. mit psychologischer Betreuung, medikamentöser Behandlung, mechanischen Hilfsmitteln oder einem Harnröhrenapplikator.

Auswahlprozess meiner zukünftigen Traumfrau gute Dienste leisten. Andererseits war mein Schwanz auch kein Presslufthammer, der in Zukunft 24 Stunden, sieben Tage die Woche unermüdlich und präzise wie ein Schweizer Uhrwerk zu laufen hatte. Das ist der Grund, weshalb ich einerseits die zunehmend positive Veränderung meiner Libido mit Freude bemerkte, aber mich andererseits auch nicht weiter unter Druck setzen lassen wollte. Dieser nahm erheblich zu, nachdem ich mit dem Verlag das Rahmenkonzept und die grundlegenden Inhalte meines Buches abgestimmt und fixiert hatte. Von da an galt es, einen straffen Zeitplan einzuhalten.

Durch die Arbeit an meinem Werk musste ich bereits im Juli verschiedene Male Jobangebote aus Werbeagenturen absagen, und so kam es, dass ich viel und oft zu Hause an meinem Buch schrieb und mir meine Arbeitszeit dabei frei einteilen konnte. Die Tatsache, dass mein Jugendtraum wirklich das Licht der Welt erblicken würde, machte mich trotz wachsender Anforderungen an meine Schreibkünste unglaublich stolz, auch irgendwie entspannt, kitzelte mein Selbstwertgefühl in ungeahnte Höhen und spornte mich an, auch in Sachen Training ordentlich weiterzumachen. All das brachte es mit sich, dass ich manchmal schon mittags zum Trainieren ging, weil mir zu Hause die Decke auf den Kopf fiel oder ich denselben schnell wieder frei für neue Ideen bekommen wollte.

Es muss ein Mittwoch gewesen sein, weil mir an diesem Tag eine alte Bekannte noch für ein kurzes Schwätzchen über den Weg gelaufen war. Ihr Mann ist auch übergewichtig, sie hingegen gertenschlank und litt förmlich mit ihm mit, weil er sich gar so schwertat abzunehmen, während sie so viel essen konnte, wie sie wollte, ohne auch nur ein Gramm zuzulegen. Vielleicht konnte sie sich gerade wegen ihres Mannes so für mein Buchprojekt begeistern. Ich werde nie vergessen, wie sie lauthals auflachte, als sie zum ersten Mal das Titelbild meines gerade entstehenden Buches zu Gesicht bekam. Und irgendwie erinnerte sie mich in ihrer mitfühlenden, aber auch lustigen Art ein wenig an meine Oma, die genau den gleichen bayerischen Akzent hatte wie sie.

So gegen zwölf Uhr mittags an besagtem Mittwoch war ich dann in meinem Fitnesscenter und teilte die Trainingsräume hauptsächlich mit ein paar blutjungen Schönheiten. Während ich auf dem Cross-Trainer gerade dabei war, in die Gänge zu kommen, strampelte eine der Kandidatinnen schon leicht verschwitzt auf einem der Stepper vor mir. Die Pobacken kamen dabei besonders gut zur Geltung. Und – was bei mir das Prickeln zwischen den beiden großen Zehen besonders erhöhte – unter ihrer hauchdünnen, seidig schimmernden und auch noch strahlend weißen Trainingshose hatte sie keinen Slip an. Autsch! Mir wurde kurz schwindlig. Haiaiaiaiaiai, da rührte sich wieder was, und das war nicht nur gut so, sondern wurde, wie mein Lieblingsarzt versprochen hatte, mit jedem weiteren Kilo verlorenem Fett besser und besser.

Bei dem Gedanken an eine sehr gut mögliche Steigerung meiner Libido von 34 Prozent trat ich gleich noch schneller in die Pedale und versuchte mich dabei so gut wie möglich auf den Monitor an meinem Sportgerät zu konzentrieren. Das wollte mir allerdings erst dann gelingen, als die Dame vor mir ihre reizenden Rückenverlängerungen zum Stillstand gebracht hatte und an sehr weit entfernter Stelle eine neue Übung begann. Mit ansehen zu müssen, wie sie vorher noch unter schnellen Auf-und-ab-Bewegungen die Griffe an dem Gerät sauber polierte, kam einer Folter aus dem Mittelalter gleich. Nach meinem Training hatte ich die Duschräume ausnahmsweise mal für mich ganz alleine. Am frühen Nachmittag waren die meisten Männer halt noch am Arbeiten. Keine Konkurrenz weit und breit. Ich konnte es genießen, der einzige Muskelprotz im ganzen Laden zu sein. Denn an diesem Tag hatte ich auch noch mein Sportprogramm um ein paar neue Übungen erweitert und zum ersten Mal mit meinen neuen Kumpels Bizeps und Trizeps trainiert. Unbeobachtet vergnügte ich mich mit Bodybuilder-Posen unter der Dusche und hatte dabei den größten Spaß von allen. Und für den Rest des Tages lief ich nur noch lässig und breitbeinig wie John Wayne in der Gegend herum, fasste mir dabei mehrmals mit einem schmutzigen Grinsen im Gesicht an die Klöten und erfreute mich selbstzufrieden an meiner neu entdeckten Manneskraft. Mein Testosteronspiegel war an diesem Tag derart in die Höhe geschnellt, dass ich die ganze Zeit über nur noch tierische Lust hatte, mich mit möglichst vielen Weibchen zu paaren, am besten gleich mit einem ganzen Harem. Ich glaube, bei Schimpansen ist das so, dass der Rudelführer jederzeit jedes Weibchen poppen darf, auf das er gerade Lust hat. Ist das nicht herrlich? Jetzt weiß ich auch, warum wir Männer uns so gern zum Affen machen. Und was soll ich sagen, ich war von da an auch schon wieder so weit. Und wen wundert es? Denn »seit Menschengedenken ist der Sexualtrieb der zweitgrößte Antrieb von allen, gleich nach dem Überlebenstrieb«, und auch für diesen schlauen Spruch hätte ich nicht Sigmund Freud gebraucht. Dabei ging es ja nicht allein um das unverblümte Vom-Schwanz-gesteuert-Sein, wenngleich in den Augen der Evolution unser einziger Lebenszweck in der Fortpflanzung, dem Erhalt unserer Spezies, lag. Und eben drum liegt es uns Männern

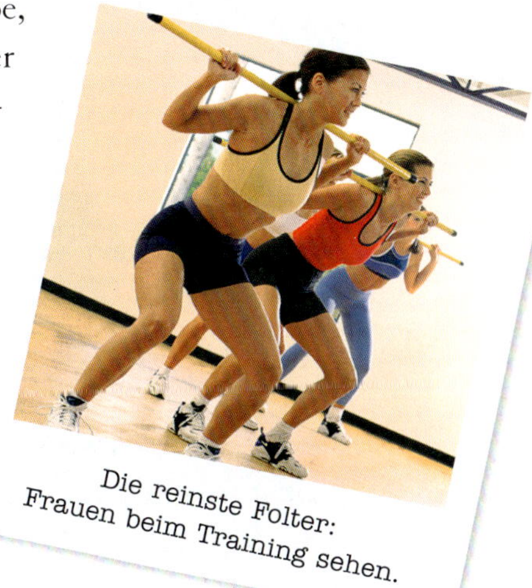

Die reinste Folter:
Frauen beim Training sehen.

schon seit vielen Jahrtausenden in den Genen, den größten Teil unseres Tages an IMMER NUR DAS EINE zu denken, obwohl Denken und Handeln bekanntlich zwei Paar Schuhe sind. Aber mal ganz ehrlich: Gibt es wirklich etwas Reizenderes für Frau und Mann als Sex? Und genau wegen dieser tief sitzenden und zwischen den Oberschenkeln baumelnden Veranlagung gab es für einen gesunden Mann, der noch voll im Saft stand, nichts, was ihn mehr frustrieren und in den Wahnsinn treiben konnte, als diese gottgewollte Mission nicht ausleben und erfüllen zu können. So gesehen konnte fett sein sogar ein Segen sein, weil der Druck bedeutend kleiner wurde und man(n) sich unbeschwert Kneipenbesuchen, Fressgelagen oder Modelleisenbahnen widmen konnte und Erotik nur noch verbal vollzogen werden musste.

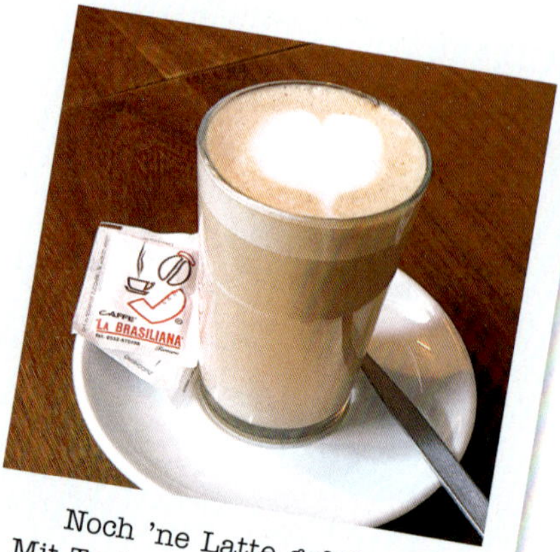

Noch 'ne Latte gefällig?
Mit Testosteron kein Problem!

Für all jene Männer aber, die sportlicher oder einfach nur eine Latte gesünder unterwegs waren, galt es – verzichtete man(n) auf den Gang ins Bordell und andere Möglichkeiten käuflicher Liebe –, schon etwas anspruchsvoller vorzugehen, um die Dame unseres Herzens in die Falle zu locken. Und während in der Vogelwelt die Herren der Schöpfung nur ein lustiges Liedchen zwitschern mussten, um die Vogeldamen verrückt nach einer Paarung mit ihnen zu machen, mussten wir Männer in unserer Welt schon mehr Einfallsreichtum an den Tag legen, damit sich die Damen für eine Fortpflanzung mit uns begeistern konnten. So jedenfalls stellte sich das für mich in München dar.

Mag sein, dass ein einfaches »Na? Ficken?« schon oft zum Erfolg geführt hat, doch um die Traumfrau rumzukriegen, bedurfte es weit mehr. Ein Grund, weshalb ich als junger Hupfer mindestens sechs Wörter brauchte, um die Frage aller Fragen zu stellen; sollte es dann noch besonders höflich sein, ungefähr sieben bis elf Wörter und mit extra Charme elf bis 16 Wörter. Früher war das jedenfalls so. Denn inzwischen brauchte ich schon ein ganzes Buch dazu. Warum ein sehr guter Freund meinte, dass »Ab jetzt wird gefickt!« auch ein schöner Untertitel für mein Buch sein könnte. Ich hab mich totgelacht, als er mir seine Idee erzählte. Nur meine Lektorin hätte mir wahrscheinlich eine geschallert, wenn ich das im Verlag ernsthaft vorgeschlagen hätte. Bei den wirklich guten Frauen zu landen braucht eben auch eine Menge Einfühlungsvermögen plus Geduld, was oft nicht mit unserer biologisch bedingten Ungeduld, die hinter unseren Hosentürchen wie eine hochexplosive Zeitbombe tickt, zu vereinbaren war.

Warum wollte ich unbedingt Schriftsteller werden? Warum machten wir immer wieder neue Entdeckungen, die unser Leben erleichterten oder die Kommunikation förderten, wie Internet und Handys? Warum gab es immer wieder neue Liebesgeschichten wie die von Adam und Eva, Julius und Kleopatra, Romeo und Julia, Kate Winslet und Leonardo DiCaprio, Angelina Jolie und Brad Pitt? Warum fahren wir übermotorisierte Sportwägen, bauen prächtige Häuser und füllen unsere Schränke stapelweise mit Prada und unsere Schubladen mit Bulgari? Wozu diese immer wieder neuen Duftkreationen von Chanel, Dior, Giorgio Armani oder Jean Paul Gaultier, die unsere Sinne immer wieder aufs Neue betörten? Wozu Schmuck und übersinnliche Dessous? Wofür fantastische Operetten, hinreißende Musicals und ein Popstar nach dem anderen? Wofür Feinkostläden, traumhafte Restaurants, luxuriöse Hotels und architektonische Weltrekorde? Wofür Designermöbel, Maßanzüge und gigantische Traumschiffe? Und wieso wollten wir unbedingt auf den Mars und in neue Galaxien vordringen? Ganz klar! Alles wegen unserer ungeheuren und unstillbaren Vorliebe für Sex! Um unser Menschsein voll auszukosten und die Kräfte, die dahinterstecken, nicht nur in Bettlaken zu verpulvern.

Und der Treibstoff für all das? Richtig:
TESTOSTERON!

Und als Mann, wollte er in diesem großartigen Spiel keine Nebenrolle, sondern die Hauptrolle in seinem Leben und im Herzen seiner Traumfrau spielen, kam es vor allen Dingen noch mehr als auf die Größe, auf die Gesundheit seines allerbesten Stückes an. Damit also auch auf seine eigene Gesundheit. Eins bedingte das andere. All die Leidenschaft, Begeisterungsfähigkeit und Durchsetzungskraft gingen von ihm aus, machten aus ihm einen ganzen Mann. Und bei aller Achtung vor den edlen Zielen, die mich zum Abnehmen bewegten, wenn es einen ganz männerspezifischen Grund gab abzunehmen, dann diesen. Denn mit der Gesundheit meines guten Freundes stieg auch meine Lust, etwas zu unternehmen, auch meine gesunde Aggression, Ziele durchzusetzen und zu verwirklichen. Ich – wie jeder andere Mann auch – brauchte das als Bestätigung, die wiederum die Potenz dank erhöhter Testosteronausschüttung steigerte. Und nichts gegen Einfühlungsvermögen, Zärtlichkeit und Sinn für Romantik, aber ein Mann muss auch zugreifen und gegebenenfalls mit den Fäusten auf den Tisch hauen können. Auch das signalisierte ihr klar und deutlich: »Ich weiß, was ich will!« und »Ich, mein Schatz, habe die Kraft, dich zu beschützen!« Auch das gehört neben einem guten Charakter, Charme, Intelligenz, gepflegten Auftreten, kultivierten Manieren und der Fähigkeit, Wohlstand zu schaffen, nun mal zu ei-

Meine Stimmung im Juli:

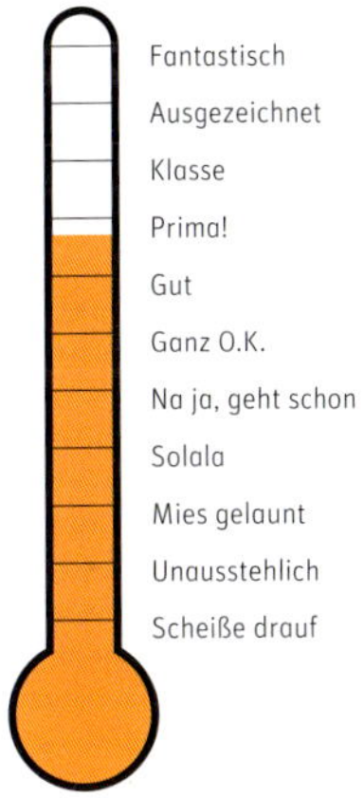

nem ganzen Mann dazu. Und wenn er ein Guter ist, wird er wissen, wann er diese Kräfte wo am effektivsten und zum Wohle seiner Mitmenschen einsetzt. Es geht dabei um das Prickeln im Bauch, das Männer antreibt, ein Leben nach ihren Vorstellungen zu leben und durchzusetzen. Und je besser seine Gesundheit ist – für die er eben auch was tun muss –, je mehr wird er zwangsläufig ein Leben nach seinen Vorstellungen und nicht nach den Vorstellungen anderer verwirklichen können. Und dass dieser positive Regelkreis funktionierte, konnte ich schon nach gut vier Monaten bestätigen.

Mir selbst und meinem Trainingspartner auf Lebenszeit ging es schon im Juli doppelt prächtig, und mein Buch war ein ideales Mittel, um bei den Damen meiner Umgebung etwas Eindruck zu schinden und mich mit ihnen zu ganz privaten Lesungen verabreden zu können. Denn, wenn ich drei Sachen über Frauen mit hundertprozentiger Gewissheit sagen konnte, dann, dass sie Schokolade, Schuhe und schöne Geschichten liebten. Und bei einer der Lesungen kam es sogar zu einer wilden Schmuserei, über die sich auch mein kleiner Schreiberling sehr freute. Von da an begann ich mich wieder mehr für alles Wissenswerte über Sex und Frauen zu interessieren, las schlaue Bücher und Artikel in Men's Health oder sogar in Cosmopolitan. Und dank der Lektüre wunderte mich plötzlich nicht mehr, weshalb Frauen Küssen so sehr liebten, aber auch manchmal gar nicht so leicht zu ausgiebiger Schmuserei zu kriegen waren. Denn dann waren die meisten von ihnen einfach verloren, uns vollkommen ausgeliefert, und das hat rein biologische Gründe oder besser gesagt mit den Nerven zu tun. Das wusste ich auch noch nicht, aber erklärt im Nachhinein wirklich vieles: Zwischen der Oberlippe einer Frau und ihrer Klitoris besteht eine Nervenverbindung, ein direkter Draht sozusagen, auf dem wir Männer mit guten Küssen, zartem Nagen und Saugen funken konnten. Aber damit nicht genug, meine Herren! Die Natur der Frau hat eine weitere Leitung gelegt, denn ihre Unterlippe ist mit dem gesamten Vaginalbereich verbunden. »Halleluja! Preiset den Herrn! Was für eine göttliche Schöpfung!« Und was für ein Glück, dass mir Küssen schon immer tierisch Spaß gemacht hat und ich das nur bei den besten Frauen gelernt hatte. Jetzt war auch klar, warum in einer Ausgabe der Cosmopolitan Blow-Job-Seminare als äußerst prickelndes Erlebnis für Frauen weiterempfohlen wurden. Nur zu, die Damen! (Interessierten Frauen empfehle ich an dieser Stelle das Buch »Die perfekte Liebhaberin« von Lou Paget.)

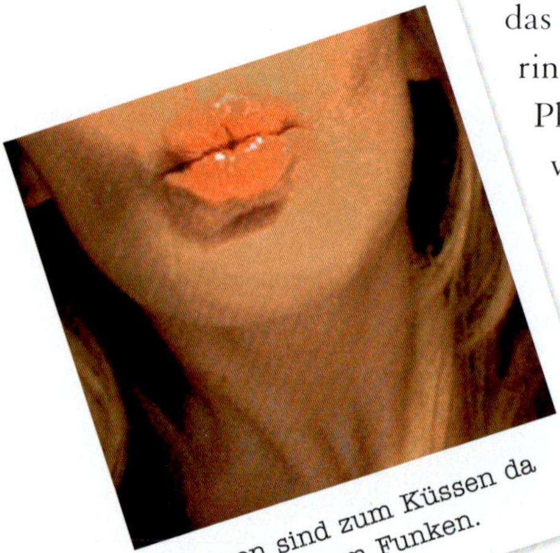
Lippen sind zum Küssen da und zum Funken.

Plötzlich gab es wieder einiges, worauf sich mein Hörnchen freuen konnte und was ich unbedingt noch kusstechnisch ausprobieren musste. Na ja, und wenn die ganze Mundarbeit eines Tages nicht mehr helfen sollte, werde ich auch mal Viagra, Cialis oder was wir noch so alles erfinden, um bei der Stange zu bleiben, ausprobieren und einen detaillierten Bericht darüber schreiben. Bis dahin allerdings halte ich mich lieber an mein fettvernichtendes Training und werde, solange meine Traumfrau noch nicht auf der Bildfläche erschienen ist – so wie die Dinge im Moment stehen –, ziemlich oft kalt duschen.

Wunsch, Verlangen und Potenz

Regelmäßiger Sport, gute Ernährung und ein geringer Fettanteil im Körper fördern die Libido des Mannes. Ganz klar kann man Sexualität auch als Form sportlicher Betätigung bezeichnen. »Sex ist der genussvollste Weg, um Kalorien zu verbrennen«, brachte es der amerikanische Schauspieler Jack Nicholson einmal auf den Punkt. Bei einem halbstündigen Liebesspiel verbrennen durchschnittlich etwa 350 Kalorien. Dafür müsste man rund 40 Minuten joggen. Spannt man(n) dabei die Bauchmuskulatur ordentlich an, hält ein durchschnittlicher Sexualakt darüber hinaus mit einem 15 Minuten dauernden Entfettungstraining im Fitnessstudio mit. Die Potenz des Mannes hat altersbedingt gewisse Grenzen, das ist so, auch wenn das berühmteste Potenzmittel aller Zeiten dieses Problem aus der Welt geschafft zu haben scheint. Die Standfestigkeit des Mannes ist in allen Altersklassen unterschiedlich, kann aber in jedem Alter deutlich gesteigert werden, auch ohne Viagra. Verlass dich nicht auf Mittelchen, sondern tue was für dein bestes Stück.

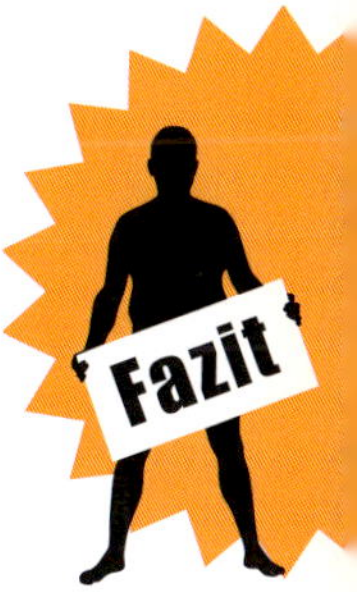

AUGUST 2007

Hoppla, jetzt komm' ich. Leichter, gesünder und fröhlicher.

Das Tollste waren mittlerweile die Komplimente von Leuten, die mich wochenlang schon nicht mehr gesehen hatten. Diese weit aufgerissenen Augen, die runtergefallenen Kinnladen und dazu das völlig ernst und ungeschmeichelt ausgesprochene, sehr überrascht klingende »Wow, hast du aber abgenommen!« waren Balsam für mein einst so fettgeplagtes Ego. Und ich konnte das gar nicht oft genug hören, weil es mich natürlich anspornte, die eingeschlagene Richtung konsequent weiterzuverfolgen. Satte zehn Kilo hatte ich im Vergleich zu meiner ersten Messung bereits abgenommen und damit insgesamt 13 Kilo weniger am Leib als seinerzeit im Tsitsikamma Nationalpark. Ich war mir allerdings nicht sicher, ob ich mich vom Lob der anderen abhängig machen wollte, weil für mich manchmal nicht ganz klar zu erkennen war, ob sich die anderen jetzt wirklich mitfreuten, nur neidisch oder einfach tierisch genervt von meiner guten Laune und leicht überdrehten Selbstherrlichkeit waren. Und genau das war an sich der Knackpunkt in allen Belangen, die mein Selbstbewusstsein betrafen. Es heißt ja auch S E L B S T-Bewusstsein, und um das aufzubauen, war mir wichtig, völlig auszublenden, was andere wohl von mir denken würden. Und dazu gehörte

Mein Gewicht im August: 81,0 kg

Klasse! 10,0 kg weniger Gewicht im Vergleich zu meiner ersten offiziellen Messung bei der Ernährungsberatung. Das macht mein Leben um vieles leichter und mich viel fröhlicher.

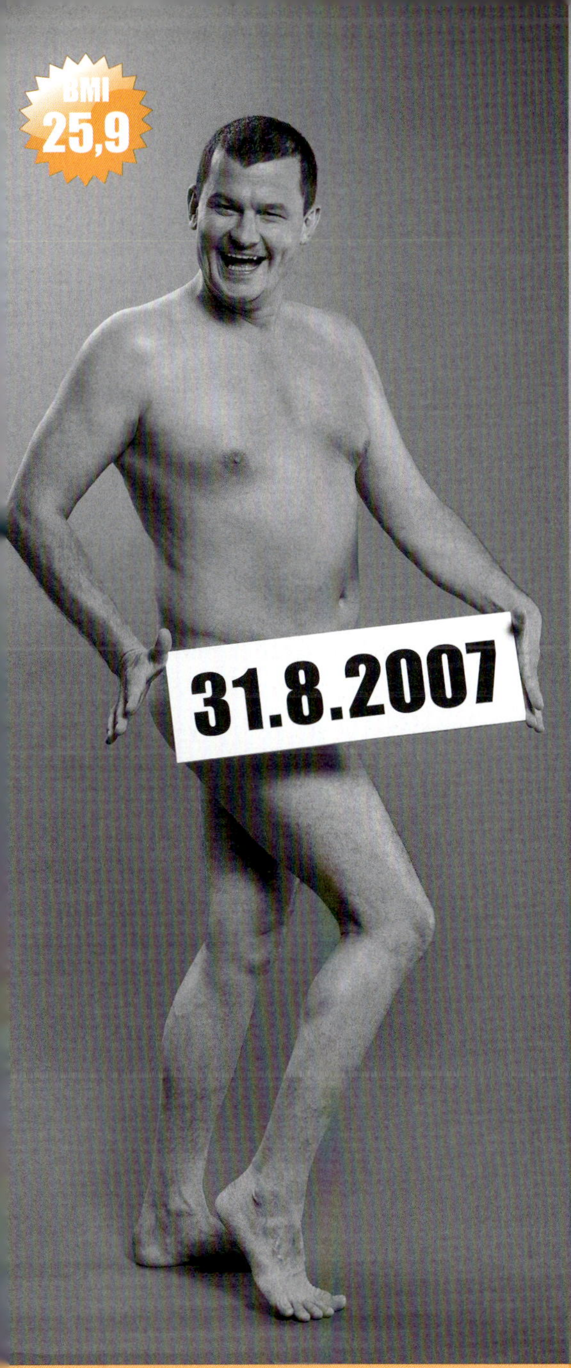
BMI
25,9
31.8.2007

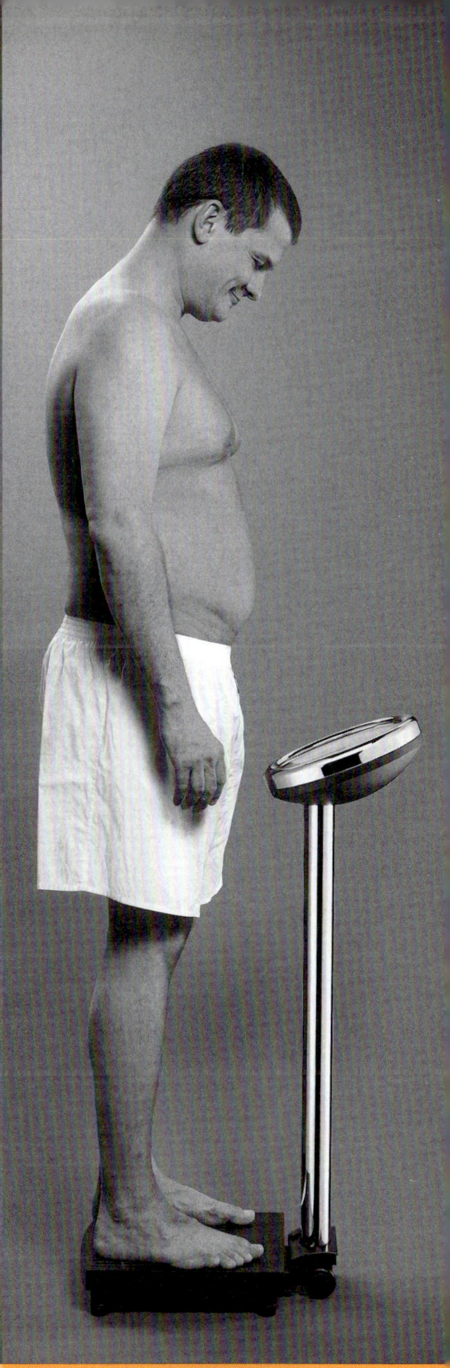

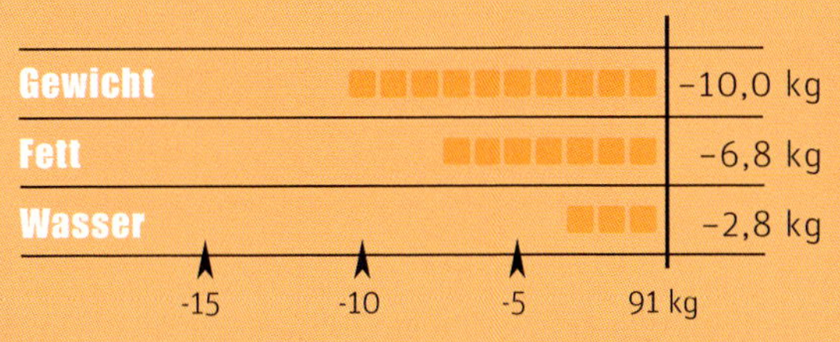
Gewicht
−10,0 kg
Fett
−6,8 kg
Wasser
−2,8 kg
-15
-10
-5
91 kg

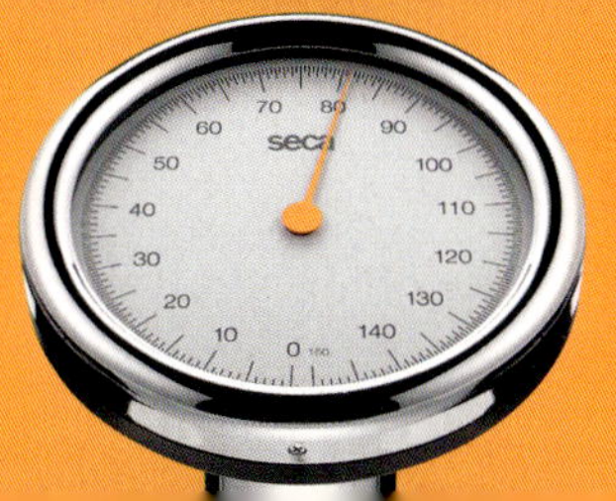
seca

auch, wie sich die Person Mike Kroiss im Bewusstsein der anderen darstellen würde. Wie gesagt: »S E L B S T-Bewusstsein nicht Fremd-Bewusstsein!« Also zügelte ich meine Bedürfnisse nach Lob und Anerkennung von anderen, nahm nur die Kommentare meiner engsten Freunde ernst – die mir nicht nur Honig ums Maul schmierten – und konzentrierte mich wieder mehr auf meine persönlichen Ziele. Diese drehten sich in alter Manier hauptsächlich um meine Gesundheit, mein Buch, den Rest von meinem Bauch und schließlich und endlich um meine Traumfrau. Und um die vielen Sachen, die ich dank meines wiedergewonnenen Unternehmungsgeistes noch ausprobieren wollte. Unabhängig von den Meinungen anderer, ganz für mich persönlich und mich S E L B S T, zog ich nach mehreren Wochen Lebensumstellung Bilanz und machte mir das bisher Erreichte B E W U S S T.

Das Beste von allem war, dass meine Fitness insgesamt so ordentlich zugenommen wie ich abgenommen hatte, dass ich mich rundherum pudelwohl in meiner Haut fühlte und sehr viel unternehmungslustiger geworden war als zu Zeiten, da ich nichts weiter begehrte als Marzipan und langweilige Fernsehprogramme. Ich war einfach leistungsfähiger und ausdauernder geworden. Schließlich hatte ich gut neun große Wasserflaschen weniger an Gewicht mit mir herumzuschleppen und mir dazu eine Basiskondition aufgebaut, mit der ich notfalls in den fünften Stock hochlaufen konnte, ohne am Ende zusammenzubrechen oder gleich Sternchen zu sehen. Natürlich hatte ich auch etwas knackigere Muskeln, wovon die meisten aber leider immer noch von meinem Restfett bedeckt waren. Und trotzdem: Ich sah nicht nur viel schlanker aus, ich war es auch. Zu den positiven Veränderungen hinsichtlich meiner äußeren Erscheinung hatte sich mein Tagesrhythmus normalisiert, und ich war nur noch dann erschöpft und müde, wenn das auch völlig in

Ordnung war: nach einem Training mit anschließendem Saunagang und kurz vorm Einschlafen am späten Abend. Dazu war meine Stimmung insgesamt ausgeglichener und nicht mehr so extrem meinen, früher stark wechselnden, Emotionen ausgeliefert. Auch konnte ich mich ohne Schwierigkeiten selbst anspornen, mein Tagwerk zu erledigen, und schlechte Phasen oder enttäuschende Frauengeschichten deutlich schneller wegstecken als zu meiner Marzipan-Hochphase. Und beinahe hätte ich es vergessen, weil es mir natürlich ohne Nachdenken gar nicht hätte auffallen können, ich war bis dato kein einziges Mal krank, erkältet oder Ähnliches, sondern reihte einen Tag an den anderen, an dem es mir seelisch, geistig und körperlich bedeutend besser ging. Ich war nicht mehr so rund, aber rundherum gesund. Auch Selbstzweifel tauchten immer seltener auf, und plötzlich, scheinbar wie durch Zauberhand, lief alles wie am Schnürchen. Nicht, dass ich mich darum gerissen hätte, aber sobald mein Umfeld mitbekommen hatte, dass ich nicht mehr nur davon träumte, ein Buch zu schreiben, sondern für mein klasse Buch auch noch einen klasse Verlag gefunden hatte, der es veröffentlichen würde, hagelte es Jobangebote von allen Seiten, und ich konnte mir die ausgucken, die mir von Agentur- und Kundenseite am meisten zusagten und am besten mit meinem Schreibpensum zu vereinbaren waren. Ein Traum. Und auch das hatte nicht so sehr damit zu tun, was andere von meinen Qualifikationen hielten, sondern wie ich selbst darüber dachte. Seit dem Erfolg bei meinem Verlag und meinen persönlichen

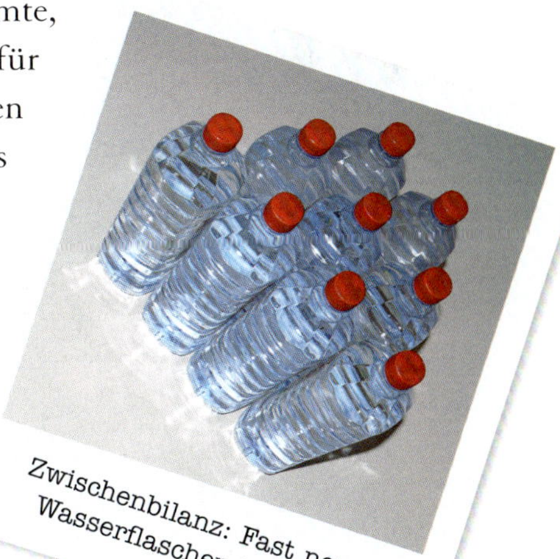

Zwischenbilanz: Fast neun Wasserflaschen leichter.

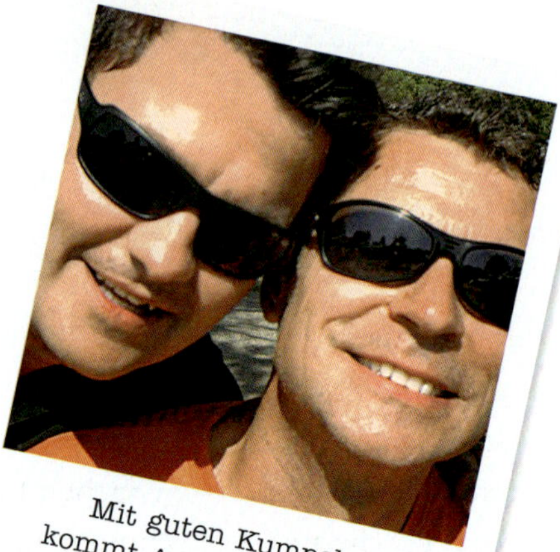

Mit guten Kumpels kommt Action ins Leben.

Erfolgen in Sachen schlanker Linie dachte ich sehr gut über mich, und ich denke, dass andere das spürten, ob bewusst oder unbewusst.

Wenn es jedoch etwas gab, das definitiv nicht wie am Schnürchen klappen wollte und nicht annähernd so gut funktionierte wie der Rest meines Lebens, dann waren das die ersehnten Verabredungen mit Frauen, das heißt, die »Termine« klappten dank meiner verführerischen Angebote zu privaten Lesungen, meinem neu gewonnenen Selbstvertrauen und adretteren Äußeren schon, nur kam am Ende nicht wirklich was »Brauchbares« dabei raus. Und warum? Klar! Weil ich mich viel zu sehr darauf konzentriert hatte, den Frauen zu gefallen, anstatt darauf zu achten, ob meine neue Verabredung überhaupt zu mir und meinen Vorstellungen einer Beziehung passte. Da hatte ich noch einiges an Denkarbeit zu leisten – spontan war ich ja schon. So kam es, dass ich frauentechnisch schlicht und ergreifend sehr oft danebengriff und mir schön brav einen Korb nach dem anderen abholte. Und ich würde lügen, wenn mir das manchmal nicht auch sehr weh getan hätte. Nur, auch in der Reaktion auf Körbe aller Art – manche waren charmant verpackt, andere kurz und schmerzlos, wieder andere wie ein Stich ins Herz – hatte ich mich deutlich verändert. Schon allein deshalb, weil ich immer öfter dagegen ansteuerte, mir von irgendetwas oder irgendjemandem meine von Woche zu Woche besser werdende Stimmung verderben zu lassen. Während mein Verhalten auf Misserfolge dieser Art früher immer darin mündete, in tagelange Grübeleien zu verfallen und mir die Kugel, nein die Marzipanriegel zu geben, begann ich dank meiner stärkeren Ausgeglichenheit auch die erteilten Abfuhren sportlich zu sehen. Ab jetzt war jeder Korb oder Fehlgriff einfach nur eine weitere Erfahrung, ein gesammelter Erfolgspunkt, um zur richtigen Zeit am richtigen Ort bei der richtigen Frau einfach nur so vor Selbstbewusstsein und Charme zu strotzen. Nicht um zu gefallen, sondern um auch in Sachen Frau mein Ding durchzuziehen und mir die Frau zu schnappen, die am besten zu meinem Leben passen würde und mir am allerbesten von allen gefiel. Und anstatt bis dahin den Beleidigten zu spielen oder mich gegenüber Frauen wie ein Idiot zu benehmen – Frauen, die eh nicht zu mir passten –, statt also nachtragend zu sein, übte ich mich in zurückhaltender Höflichkeit und lenkte all meine Gedanken möglichst schnell auf das bereits Erreichte und meine Ziele. Schließlich hatten andere Mütter auch wunderschöne Töchter, da konnte ich noch tausendmal ins Fettnäpfchen treten oder völlig danebenliegen. In München gab es schöne Frauen ohne Ende, und selbst wenn ich so alt werden würde wie Jopie Heesters, Rolf Eden und Hugh Hefner zusammen, das Angebot verführenswerter Frauen war unerschöpflich.

Aber um die würde ich mich ja eh noch kümmern. Jetzt ging es erst mal um Sachen, die mir im Moment wichtiger waren. Anderen hatte ich irgendwie nichts mehr zu beweisen, höchstens ich mir selbst, meinen eigenen Zielen, Idealen und zugegebenermaßen auch meinen Eitelkeiten. Die Strategie »netter Junge« war für den Erfolg bei Frauen unbrauchbar geworden, etwas, womit man(n) Mami oder angehende Schwiegermütter beeindrucken konnte, aber wirklich gute Frauen? Meine Traumfrau? Ich hoffe nicht, dass sie so einfach zu haben war! Denn irgendwie spornte so ein bisschen Widerstand auch an. Machte das Spiel spannender und den finalen Höhepunkt umso genüsslicher. Aber da war ich noch nicht. Ich musste mich erst mal um mein Buchprojekt und, vor allen Dingen, um die weitere Abnahme meiner Fettpolster kümmern.

13 Kilo weniger Gewicht war schon enorm, nur jetzt kam ich mir plötzlich wie ein Schlanker vor, der viel zu viel Fett auf den Rippen hatte und etwas sehr außer Form geraten war. Und während ich mich früher in den Duschräumen mit den fetteren Jungs verglichen hatte und so etwas schummelnderweise mein Selbstbewusstsein stärkte, verglich ich mich jetzt mit Jungs, die entweder halb so alt waren wie ich, oder Männern in meinem Alter, die aber offensichtlich schon seit vielen Jahren ins Training gingen und über wirklich sehr ansehnliche Körper verfügten. Dieser Vergleich war in Sachen Selbstbewusstsein natürlich weit weniger einträglich und gab mir einerseits das Gefühl, trotz des Weges, den ich hinter mich gebracht hatte, noch völlig am Anfang zu stehen. Andererseits dachte ich mir: »Tja Mike, dann weißt du ja schon, was du machst, wenn du bei 75 Kilo angekommen bist: trainieren, trainieren, trainieren!« Aber irgendwie würde es immer jemanden geben, der reicher, schöner, schlanker oder muskulöser als ich sein würde. Der Kampf war definitiv nicht zu gewinnen. Genauso wie nach meinem 924er Porsche ein 968er, dann vielleicht ein Cayman, hinterher ein 911er, für die Einkaufsfahrt zum Gardasee ein Cayenne, für die Oldtimer-Rallye ein aufgemotzter 356er in Babyblau und dann noch ein schneeweißer GT3 fürs P1 kommen würde, am Ende der Kette würde es einen noch schöneren, schnelleren, größeren, noch teureren Wagen geben, vielleicht einen Audi R8 oder einen Aston Martin V12 Vantage RS, und ganz am Ende davon gab es in Dubai dann Jungs, die solche Kisten sammelten wie ich früher Matchbox-Autos, und zwar nach Automarken aus allen Ländern und Jahrzehnten. Das war eine unendliche Geschichte, weshalb ich mich von nun an zunehmend auf das konzentrierte, was mir der liebe Gott oder

Regelmäßiges Training hält Sie gesund

Wie schön wäre es, wenn man einfach nur in den Supermarkt gehen, ein paar Lebensmittel zusammenkaufen und sich augenblicklich über eine optimale Leistungsfähigkeit und Fitness freuen könnte. Doch so leicht ist es nicht. Wir Menschen werden nämlich nicht nur dick, weil wir zu viel essen, sondern auch, weil wir uns zu wenig bewegen. Wie wär es mit Aerobic, Joggen oder Wandern? Jazz Dance, Krafttraining, Radfahren oder anstrengender Gartenarbeit? Sport muss Spaß machen, damit Sie dranbleiben.

Wer es schafft, den inneren Schweinehund zu überwinden, und sich zwei- bis dreimal pro Woche für 30 bis 60 Minuten aufrafft, sichert sich viele Gesundheitsvorteile. Regelmäßiger Ausdauersport:

- kräftigt das Herz und trainiert den Kreislauf;
- hält den Körper auf Trab;
- schützt vor Zivilisationskrankheiten wie Übergewicht, Bluthochdruck und erhöhte Blutfette;
- wappnet das Immunsystem gegen Husten, Schnupfen und Bronchitis;
- reduziert sämtliche Risikofaktoren der Gefäßverkalkung;
- beugt Altersdiabetes vor;
- dreht dem Krebs eine Nase, da nach dem Training die Fresszellen des Immunsystems, sogenannte Makrophagen, Krebszellen effektiver und schneller zerstören;
- wirkt positiv auf die Psyche. Sportler sind weniger müde, erregt, empfindlich, reizbar und deprimiert.

Last, but not least: Wer seinen Körper (wieder) positiv entdeckt, hat mehr Freude daran, ihn gesund und attraktiv zu halten.

Meine Stimmung im August:

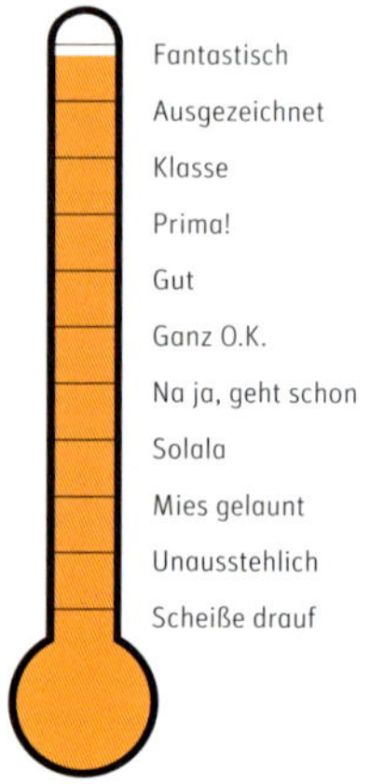

meine Eltern mit meiner Geburt kostenfrei und in Hülle und Fülle mitgegeben hatten: grenzenlose Fantasie und Kreativität, eine der faszinierendsten Sprachen dieser Welt und die Fähigkeit, sie gesprochen und geschrieben mit unersättlicher Begeisterung einzusetzen. Und meine Lache, die so einzigartig und schrill war, dass sich Freund und Feind an ihr schieden, die einen sie liebten und die anderen von ihr in den Wahnsinn getrieben wurden. Dazu mein Humor, mein unstillbarer Hang zur Selbstinszenierung und die unendliche Freude an dem allen zusammen. All das machte mich einzigartig und gab es für kein Geld der Welt zu kaufen, in keinem Fitnesscenter anzutrainieren und bei keinem Autohändler dieser Welt zu leasen.

Ich liebte die Selbstdarstellung wahrscheinlich, seit mein Vater das erste Mal die Fotokamera in meine Richtung gehalten hatte. Ich mochte aber auch alle Jungs, die auf der ähnlichen Wellenlänge funkten und aus ihrer großen Klappe, ihrem Humor, ihren einzigartigen Talenten und ihrer Freude, Menschen zu unterhalten, was Tolles gemacht hatten. Will Smith und »Bully« M. Herbig z.B. oder Michi Mittermeier, Hundertkämpfer Stefan Raab und der lustige Elton, Olli Pocher, Großmeister Dirty Harry Schmidt, Johannes B. Kerner, good old Gottschalk, der clevere Günther Jauch, der nette Kai Pflaume und selbst Nervensäge Dieter Bohlen, der einem mit seiner schrillen Stimme zwar mächtig auf die Eier gehen konnte, aber mir wegen seiner Leistungen auch ordentlich Respekt abverlangte. Sie alle hatten im wahrsten Sinne des Wortes etwas AUS SICH gemacht. Das fand ich von jeher sehr faszinierend und erstrebenswert, weil ich den Gedanken einfach geil finde, mit einer Kombination aus Selbstinszenierung, unverwechselbaren Talenten, Hirnschmalz und Ideenreichtum eine Wertschöpfung zu erzielen. Zur Freude des Publikums und zur eigenen Freude und selbstverständlich auch zugunsten des eigenen Wohlstandes, welcher sich nicht nur in materiellem Reichtum, sondern auch in Gesundheit widerspiegelte. Kohle war natürlich schon ein Antrieb, aber mein größter Antrieb war der Spaß an der Sache und das Allergrößte war für mich, dass ich mich mit meinem Buch in mein ureigenstes Universum geschossen hatte. Einer meiner langjährigsten und engsten Freunde, der ebenfalls für sein Leben gerne schreibt, war sehr angetan von meiner Buchpräsentation, die ich damals an den Verlag geschickt hatte, und sagte was ganz Entscheidendes und Richtiges: »Mike, das bist einfach du, authentischer geht's nicht, echt starke Geschichte!« Was wahrscheinlich der Grund war, warum in Sachen Buch alles so gutlief. Ich hatte zwar sehr viel mehr zu tun und zu erledigen als vor einem Jahr, aber es strengte mich nicht an. Mein Training war für etwas mehr Ausdauer vermutlich auch nicht schlecht, aber was ich meine ist, dass mir das, was ich tat, einen irren Spaß bereitete. Und was ganz entscheidend war: Ich verstellte mich nicht mehr.

So wie sich durch das Training auch die Muskeln wieder zurechtrückten, rückte sich auch in meiner Selbstschau alles wieder ans rechte Fleckchen. Ich versuchte nicht mehr wie angestrengt, jemand zu sein, der ich nicht war, und ich konnte mich zunehmend und abnehmend immer mehr für den großartigen Kerl schätzen, der ich eh schon war. Und wäre ich nicht ganz so verbissen und hartnäckig, was einmal gesetzte Ziele angeht, hätte ich es mit den 81 Kilo auch gut sein lassen können. Und genau diese Einstellung war möglicherweise der Anlass, weshalb ich genau an dieser Zahl schon wieder hängenblieb und einfach nicht weiterkam. Das lag zwar auch daran, dass sich mein Körper muskeltechnisch veränderte und Muskeln eben schwerer wogen, aber es fuchste mich trotzdem zu spüren, wie ich unterbewusst offensichtlich doch noch etwas gegen mich selbst arbeitete. Vielleicht musste ich mehr auf meinen Körper hören, der vielleicht nur eine Pause brauchte, bevor er weiter abnehmen würde.

Wie auch immer. Dafür brachte mir meine wiederentdeckte Unternehmungslust ein paar andere Erfahrungen, die nicht nur Spaß machten, sondern auch extrem schweißtreibend waren: Moto-Cross-Fahren zum Beispiel!

Mein allerbester Freund, der einzige Mann auf diesem Planeten, der lauter lachen kann als ich, war vor einiger Zeit aufs Land gezogen, genauer gesagt in die Nähe des Schliersees nach Hausham. Ein Örtchen, das durch den sehr genialen Film »Wer früher stirbt, ist länger tot« und dessen Macher berühmt geworden war. Und neben Männern mit explosiver Lache und solchen, die das bayerische Kulturgut durch brillante Filme bereichert hatten, gibt es dort eine sehr anspruchsvolle, von Münchnern sehr gefürchtete Moto-Cross-Strecke. Nein, Münchner Männer fürchten sich natürlich vor nichts – außer Frauen anzusprechen –, aber die Strecke, die ich für meine erste Fahrt ins Gelände gewählt hatte, war kein Zuckerschlecken. Schon gar nicht, wenn man(n) wie ich jahrelang nur auf einem gelben Joghurtbecher auf Autobahnen und Strecken zum Starnberger See rumgeheizt war, bei dem das einzig Anstrengende im Drehen des Gasgriffes bestand. Kumpels von meinem

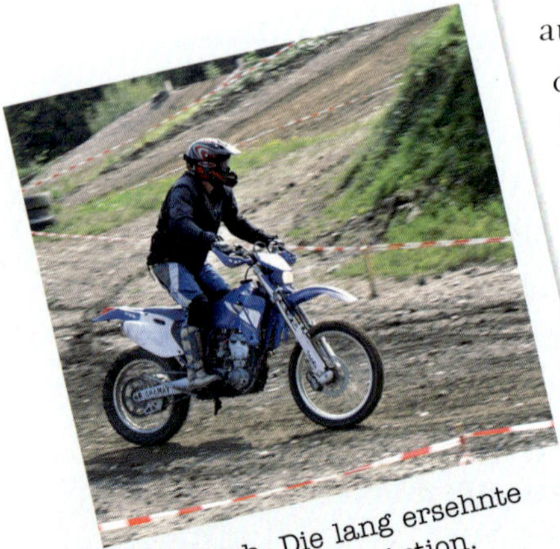

Endlich. Die lang ersehnte Moto-Cross-Action.

allerbesten Freund hatten sich für meine Actionfotos ganz schön ins Zeug geschmissen. Alles, nur damit ich mir damit einen weiteren Jungentraum erfüllen konnte. Als ich dann am Samstagmorgen in Hausham angekommen war, stand schon alles bereit. Die Cross-Maschine war auf einen Anhänger gepackt und an den Jeep von meinem Haushamer Kumpel gekoppelt. Cross-Stiefel, Schutzkleidung, Helm und was ich sonst so brauchte, warteten bereits im Kofferraum auf mich, und schon eine halbe Stunde später konnte ich als einer der Ersten ins Gelände der Haushamer Cross-Strecke stechen.

Nur lange dauerte der Spaß nicht. Die erste Überraschung lauerte hinter dem dritten Hügel in Form eines Gefälles, das mir den Atem raubte und den Angstschweiß unter den Helm trieb. Der erste Sprung endete am Anfang einer steil nach oben ragenden Haarnadelkurve dicht gefolgt von mehreren kleinen Sprunghügeln und schnell die Richtung wechselnden Steilkurven bis zurück zum Start. Die ganze Strecke sah aus wie ein frisch gepflügter Acker, aber mit bestem Gripp, um mindestens doppelt so schnell die Strecke nehmen zu können, wie ich mich das getraut hatte. Die supersteile Haarnadelkurve am anderen Ende der Strecke, die von unten betrachtet so aussah, als ob Skispringer damit ihre helle Freude haben könnten, schnitt ich von meiner Strecke ab. Nach dem dritten Hügel stand mir der Angstschweiß schon in den Stiefeln. Und ganze zweieinhalb Runden hatte ich in moderater Geschwindigkeit und mit ein paar für meine Verhältnisse verwegenen Sprüngen geschafft, bis ich von der Strecke abkam, an einem der Begrenzungspfeiler hängen blieb und meine Maschine sich selbst überlassen musste. Ich war pitschnass und die Knochen taten mir so weh, als ob ich gerade eigenhändig eine alte Hütte abgerissen hätte. Die ganze Geschichte hatte keine 20 Minuten gedauert, und ich war völlig am Ende … aber, aber, aber total happy, das endlich einmal

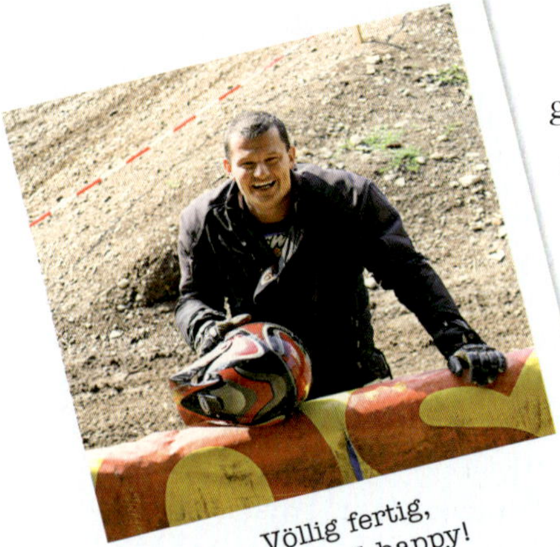

Völlig fertig, aber total happy!

gemacht zu haben. Super anstrengend, nichts für einen schwach trainierten Dreiundvierziger, aber saulustig und ein echtes Männerding. Den Jungs – die gerade mal ein Drittel so alt waren wie ich und wahrscheinlich auch nur halb so schwer – zuzusehen, wie sie Runde um Runde drehten, sich und ihre Maschinen in den Himmel katapultierten, verlangte mir jede Menge Respekt ab und bereitete mir nach getaner Arbeit bei weitem mehr Freude, als selbst noch mal ins Gelände zu starten. Meine Maschine musste ich mir nach dem leichten Sturz sogar von einem der jungen Hupfer wieder kickstarten lassen, weil ich dafür definitiv keine Kraft und Puste mehr hatte.

Ganz ehrlich! Meine gelbe Suzuki war mir da dann doch lieber. Raufsteigen, Knöpfchen drücken, Gas geben und ab zum nächsten am See gelegenen Café. Kaffeekränzchen nach Herrenart, das reichte mir völlig. Und für manche Dinge, wie z. B. eine Karriere als Moto-Cross-Fahrer, war ich einfach zu alt. Und es störte mich nicht im Geringsten, sondern ich war eher froh, mit den jungen Hupfern noch mitfühlen zu können, aber ihnen zum Glück auch nicht mehr nacheifern zu müssen.

Das Allerbeste an diesem Tag in Hausham kam aber noch. Nachdem ich die Maschine ordentlich geputzt und mit meinen Kumpels wieder alles aufgeräumt hatte, lud ich meine Haushamer Spezis als kleines Dankeschön zum Essen ein und gönnte mir selbst eine schöne fette Currywurst mit Pommes und Ketchup. Meine erste fette Sünde nach meiner Lebensumstellung und ich bereute keinen Bissen – was für ein Gaumenschmaus, mmh wie lecker! Das musste zwischendurch mal dringend sein. War ja auch nur eine Frage der Energiebilanz, oder?

Was mir bis kurz nach meinem Haushamer Ausritt gar nicht aufgefallen war: Ich hatte zum größten Teil nur mit schlanken oder leicht übergewichtigen Leuten über mein Buchprojekt gesprochen – bis ich in einem Café, in dem ich ab und zu an meinem Buch arbeitete, mit einem sehr gewichtigen Mann ins Gespräch kam. Er war ein Hüne von einem Mann, leicht an die 190 Zentimeter groß, aber auch weit über 100 Kilo schwer. Und gut, dass ich mit ihm meine Kapitel besprochen hatte, die auch er als »potenzielle Zielgruppe« sehr interessant fand. Denn er wollte noch dringend wissen, wie er sich verhalten sollte, wenn er während einer Diät irgendwo eingeladen war. Er dachte, er würde blöd dastehen, wenn er auf einem Fest, bei dem es viele Leckereien gab, auf das Angebotene verzichten und seinen Gastgebern von seinen Diätplänen erzählen würde. Und könnte er von guten Freunden verlangen, zusätzlich etwas anzubieten, was in seinen Ernährungsplan passen würde? Darauf wusste ich Antwort, weil mir das passende Verhalten wegen meiner Alkoholkrankheit schon in Fleisch und Blut übergegangen war. Drei Dinge musste ich damals zuerst lernen, als ich mit dem Trinken von Alkohol aufgehort hatte: A) Niemals mein Ziel aus den Augen zu verlieren. B) Selbstbewusst und überzeugend »N E I N danke, ich trinke keinen Alkohol!« zu sagen, wann immer mir Alkohol gereicht wurde und egal was mein Gegenüber sich dabei denken würde. C) Höflich um ein alkoholfreies Getränk bitten, auch selbst wenn ich nur ein Glas Leitungswasser bekommen würde. Zudem weihte ich Freunde in meine Situation ein, so dass ich bei engsten Bekannten immer etwas Leckeres und eben Alkoholfreies bekam. Beim Essen konnte man(n) das genauso machen. Obwohl ich sehr genau weiß, wie das ist, wenn man sein Leben verändern möchte, vor allen Dingen bei einem

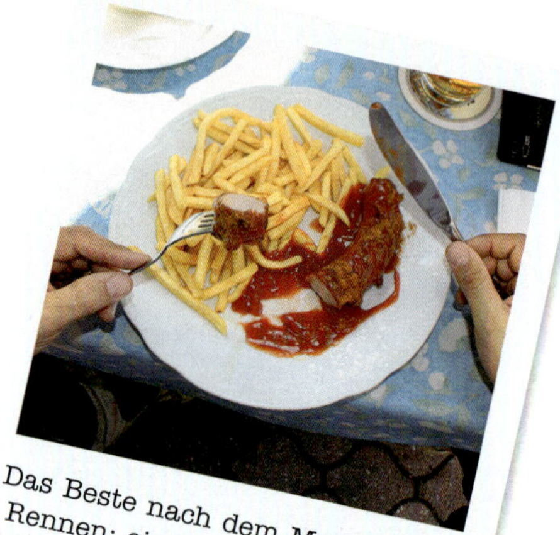
Das Beste nach dem Moto-Cross-Rennen: eine fette Currywurst!

Thema, das einem Schwierigkeiten bereitet und bisher noch keine bleibenden Erfolge gezeitigt hatte. Das Umfeld klingt gelangweilt, desinteressiert oder hat vielleicht sogar Angst vor den Erfolgen des anderen, weil das ja die eigenen Misserfolge noch deutlicher machen würde. In den seltensten Fällen hatte ich am Anfang jeder Veränderung »Freunde« oder sagen wir fairerweise »Bekannte« um mich, die mich in meinen Vorhaben unterstützten. Hilfe kam erst mit der Zeit, als ich selbst drei bis vier Wochen alleine die Motivation aufrechthalten konnte und sich abzeichnete, dass ich es wirklich ernst meinte. Ich glaube, dass es daher gut ist, am Anfang erst mal nur die wirklich guten und engen Freunde in die eigenen Pläne einzuweihen und bewusst Gesellschaften zu meiden, die einen zu Rückfällen verleiten könnten oder eben nicht die Fähigkeit besitzen, andere in ihren Vorhaben zu unterstützen und hilfreich zur Seite zu stehen. Auch das war nur eine Frage des Selbstbewusstseins. Solche Phasen der Veränderung finde ich auch bestens geeignet, um herauszufinden, wer nun die wirklich guten Freunde waren und wer die Dummschwätzer, Neidhammel oder anderen Knalltüten, die offensichtlich eh kein Interesse an deinem Wohlergehen hatten. Auf die konnte ich dann auch locker verzichten, und in beinahe zehn Jahren Alkoholabstinenz habe ich zu unterscheiden gelernt und mir eine Handvoll allerbester Freunde erhalten, auf die ich mich immer verlassen kann. Eine erlesene Handvoll reicht dicke! Und auch, wenn der größte Antrieb und die alles entscheidende Willenskraft von mir ausgegangen ist. Ohne meine Freunde wäre ich längst nicht so erfolgreich. Und ich hoffe, dass die Infos hier dem dicken Mann aus dem Cafè bei seinem nächsten Anlauf weiterhelfen werden und er auch schlanke Freunde hat, die seinen neuen Weg begleiten und ihn bei seinen Zukunftsplänen hilfreich unterstützen. Einen richtig coolen 911er hat er ja schon.

Und was mich betraf, vermisste ich zu dieser Zeit außer meiner Frau wirklich nichts. Ich hoffte wirklich sehr, dass meine Lebensgeschichte noch durch die Erlebnisse mit einer Gefährtin bereichert werden würde, die mich und mein Mannsein komplett machten, und war wirklich schon sehr gespannt, wie meine Geschichte weiter- und in Sachen Traumfrau ausgehen würde.

Es lebe die Natürlichkeit

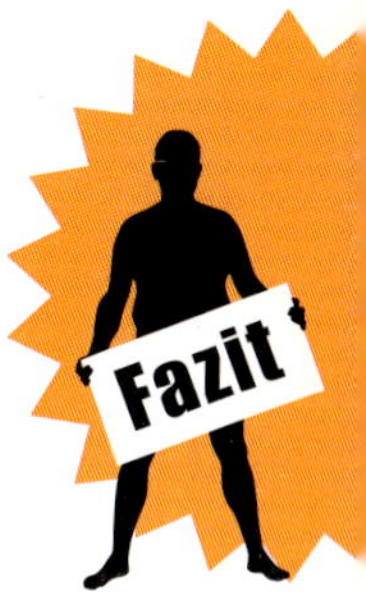

Die gesellschaftlichen Verlockungen, seine Leistungsfähigkeit ungesund zu steigern, sind groß. Der beste Weg ist und bleibt allerdings eine gesunde, natürliche Lebensweise. Vor allen Dingen SELBSTBEWUSSTE Lebensweise. Gib das Beste für deine Gesundheit. Vertraue auf dich selbst. Mach dich nicht abhängig von Meinungen anderer. Lass dich nicht von anderen von deinem Weg abbringen, aber vertraue auf die Unterstützung wirklich guter Freunde und die professionelle Hilfe von Experten.

SEPTEMBER 2007

Was ein schöner Männerkörper noch braucht. Die Ausstrahlung macht es.

Das Beste, was ich mir selbst an guter Pflege zukommen lassen konnte, war Zeit, viel Zeit für mich, meine Gesundheit und die Verwirklichung eines Lebens ganz nach meinen eigenen Ideen und Wertvorstellungen. Und ohne meine vierwöchige Auszeit in Südafrika wüsste ich nicht, was aus mir und meinem damals so frustrierenden Leben geworden wäre. Nach Afrika, dieser unvergesslich schönen Zeit in der Ferne, und meiner Buchidee hatte sich bei mir erst zaghaft, dann aber immer schneller, alles grundlegend geändert, was den fetten, oft unzufriedenen, sehr launenhaften bis extrem stinkigen Mike Kroiss von damals ausgemacht hatte. Und neben den äußerlich deutlich sichtbaren Veränderungen, vollzog sich in mir eine Art Wandlung, die meine Sicht auf die Welt, auf die großen wie kleinen Begebenheiten um mich herum, meine Mitmenschen und schließlich mich selbst in neue Bahnen lenkte. Und gerade die bessere Sicht auf mich selbst brachte die größte Wirkung – ich konnte mich wieder selber schätzen und meine Leistungen anerkennen. Denn neben Sport und guter Ernährung fehlte es mir vor meiner großen Reise nicht nur an sinnvoll genutzter Eigen-Zeit, sondern an jeder Menge gesundem Eigen-Lob, einer wohlver-

Mein Gewicht im September: 80,7 kg

Jetzt einfach dranbleiben, auch wenn es manchmal etwas langsamer vorwärtsgeht. Meiner Erfahrung nach braucht mein Körper einfach Zeit, bis er sich von den nächsten Kilos trennt. Klingt komisch – ist aber so.

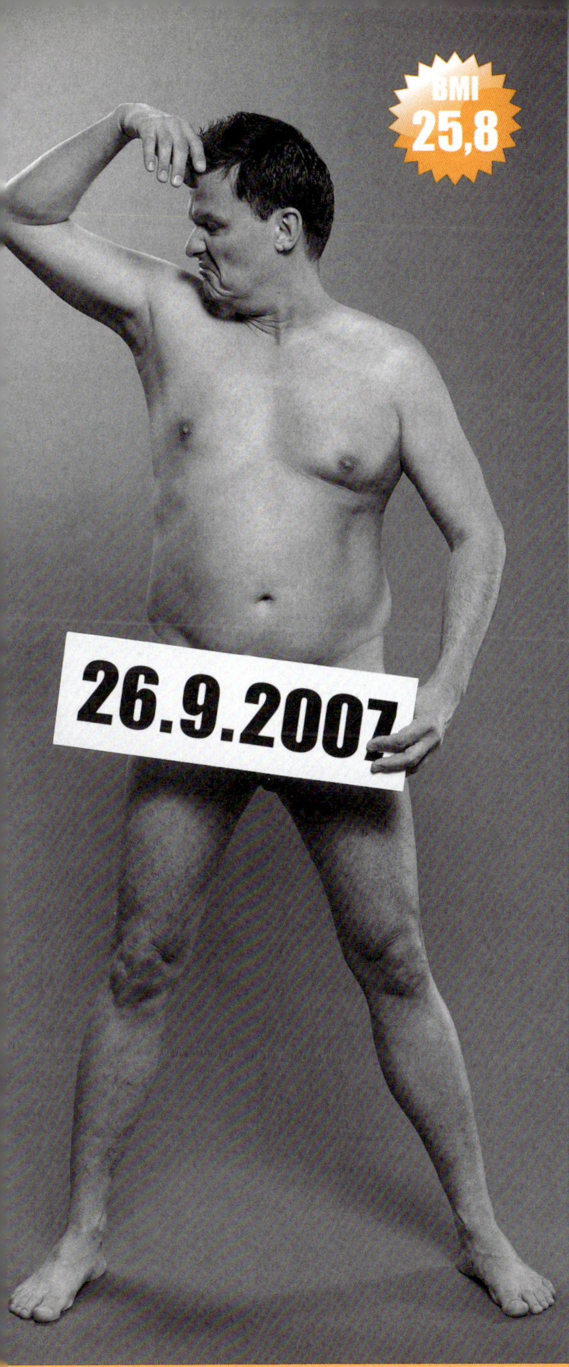
BMI
25,8
26.9.2007

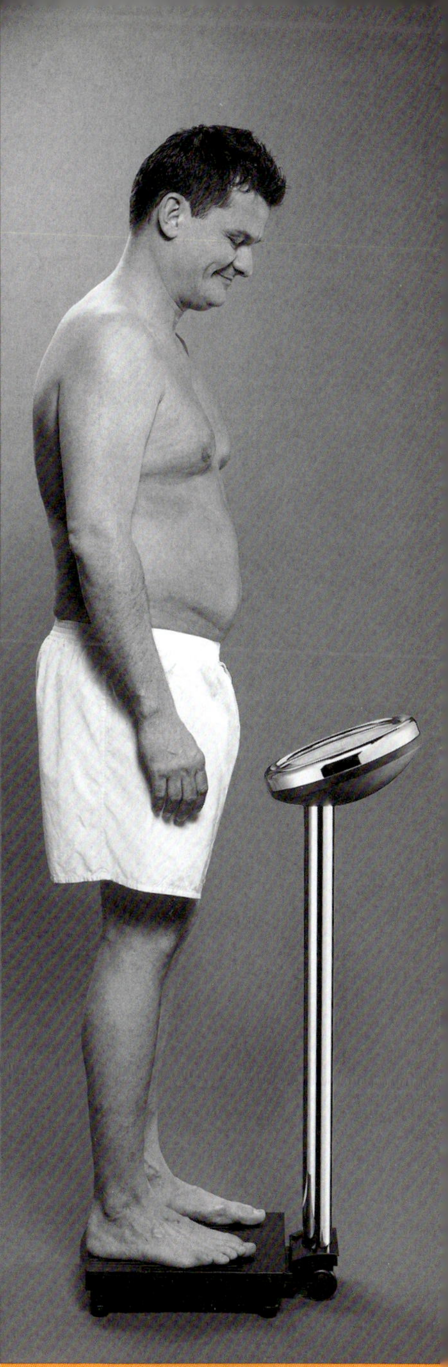

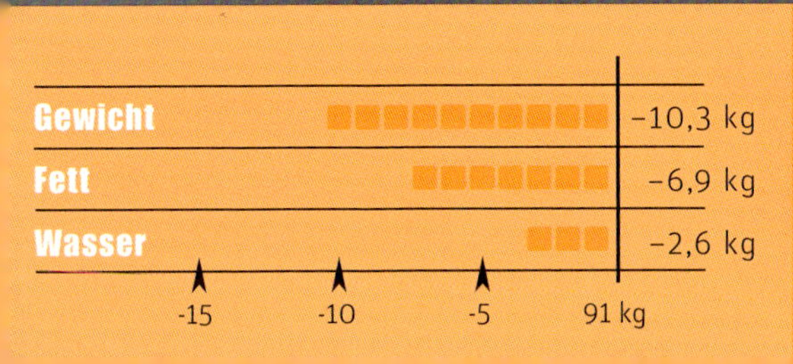
Gewicht
−10,3 kg
Fett
−6,9 kg
Wasser
−2,6 kg
-15
-10
-5
91 kg

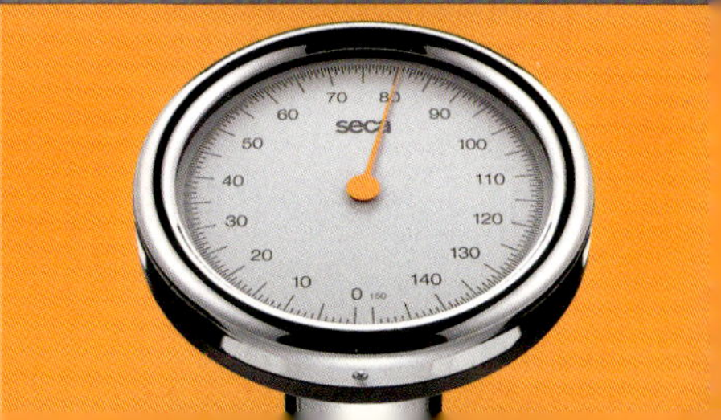
seca

dienten Wertschätzung meiner selbst und all der Dinge, die ich in meinem Leben schon geleistet und vollbracht hatte. Kein Cremedöschen dieser Welt und kein noch so edler Herrenduft hatte eine derart belebende und das Ego erfrischende Wirkung auf die eigene Ausstrahlung, wie diese raffinierte Mixtur aus Zeit und Lob. Und wie sonst sollte ich zufriedener und glücklicher werden, wenn ich mir nicht ab und zu vor Augen führte, wie es um mich, mein Leben und um meine Erfolge stand?

Damals am anderen Ende der Welt und während meiner Schreiberei sehr viel Zeit in mich investieren zu können war z. B. einer dieser großartigen Erfolge. Für mich gab es auch nichts Schöneres zu machen – außer Liebe mit meiner Zukünftigen versteht sich –, als mir Zeit für mich zu nehmen, immerhin der größte Luxus in unserer sehr materiell- und leistungsorientierten Welt. Und was war motivierender, als gelobt zu werden? Wenngleich mir mein erster Verlagsvertrag als frischgebackener Schriftsteller im September schon Lob genug war. Ein schwarz auf weiß gedrucktes Extralob, das ich mir selbst erarbeitet hatte. Und wer immer sagte »Eigenlob stinkt!«, hat dabei vergessen, dass die wichtigste Anerkennung von allen diejenige ist, die man sich selbst zukommen lässt – je mehr davon, desto besser. Und wahrscheinlich hab ich es eh schon mal geschrieben, bin da nicht der Erste und sicher auch nicht der Letzte, der das tun wird: Aber es heißt wirklich zu Recht, dass man seinen Nächsten so lieben soll wie sich selbst. Ja klar! Und natürlich auch seine oder meine Nächste. Frauen, ich meine die wirklich guten und sensiblen, die zum Verlieben, Verloben und Verheiraten, hatten ein verdammt feines Gespür dafür, wie sehr ein Mann sich selbst mochte oder nicht. Ob er sich so, wie er war, riechen konnte oder nicht. Ein Mann, der sich selbst liebte, war einfach unwiderstehlich. Und Frauen waren von jeher überwältigt, schwer angetan und extrem leicht um den Finger zu wickeln, wenn der Mann nur so vor dieser Eigenliebe strotzte, von sich und seinem Tun und Handeln unerschütterlich überzeugt war und das auch noch elegant verpackt verkaufen konnte. Frauen rochen den Erfolg. Sie hatten aber auch verdammt feine Nasen, wenn es um Unstimmigkeiten im Leben eines Mannes ging.

Jedenfalls kam mir das so vor, und meine steigende Verabredungsrate, die zweifelsohne auf meinen anstehenden Erfolg als Schriftsteller zurückzuführen war, war der beste Beweis dafür, dass Erfolg nun mal sexy machte. Und woher kam es, dass mein Umfeld immer dann vor interessierten Damen wimmelte, wenn ich eh schon eine Freundin hatte? Und umgekehrt sich keine Einzige blicken ließ, wenn auf meiner Stirn groß und breit »IMMER NUR DAS EINE« zu lesen war? Alles eine Sache der Ausstrahlung: Ich bin felsenfest davon überzeugt, dass ein Mann mit Frau besser riecht – bei all den anderen Frauen – als ein alleinstehender Single, der steif, händeringend und verkrampft wie eine angegammelte Vogelscheuche auf Brautschau geht. Einem Mann aber, der schon hatte, dem wurde auch gegeben. Zum Beispiel habe ich mir in meinem beruflichen Leben noch nie Gedanken machen müssen, ob mir für die nächste Werbekampagne eine tolle Idee kommen würde oder nicht, ich hatte sie einfach und noch eine und noch eine. Ich hatte immer Ideen, also kamen auch immer wieder neue Ideen. Und wenn es mir an etwas am allerwenigsten mangelte, dann an der nötigen Begeisterung, Verspieltheit, Umtriebigkeit und Ungeduld, diese Ideen auch umzusetzen. Als Juniorsöhnchen, der ich einmal sein durfte, ging mir das mit den Frauen

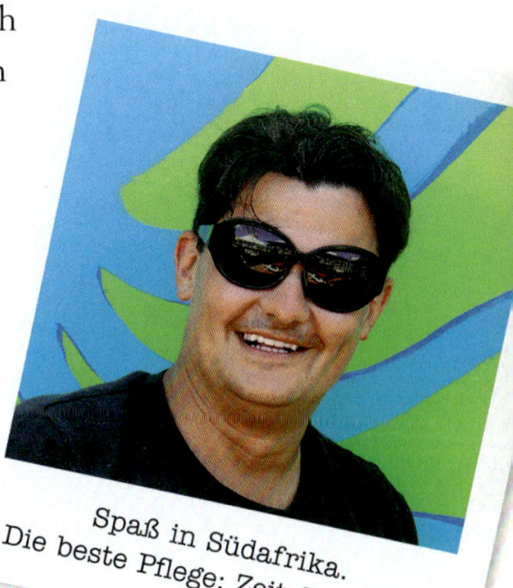

Spaß in Südafrika.
Die beste Pflege: Zeit für mich.

damals nicht anders. Ich hatte alles, was das Herz eines Zwanzigjährigen materiell begehren konnte, und das Einzige, worauf ich verzichten musste, waren Sorgen. Ich war ein junger, übermütiger Schnösel, ein Angeber, der sich selbst, seine Eltern und alles, was sie ihr Eigen nannten, für das Tollste der Welt hielt und sich das zum Leidwesen vieler Kumpels ganz schön raushängen ließ. Nur die Frauen schien das nicht zu stören. Und wenn ich auch der von damals nicht mehr sein wollte, ich hatte Frauenüberschuss und immer nur dann eine Erholungspause eingelegt, wenn mir eine von ihnen das Herz gebrochen hatte und ich zwei bis drei Wochen im stillen Kämmerlein Liebesgedichte von Lorenzo de Medici oder Walther von der Vogelweide zitierte. Lustvoll und einsam feierte ich dann immer meinen Liebeskummer, warf mich wie in einer Shakespeare-Inszenierung in meinem Bett unter Tränen, Gedichte vortragenderweise, hin und her und machte dieses Drama tagelang zum wichtigsten Ereignis meines Lebens. Na ja, irgendwann hatte ich dann wieder genug davon, zog die Vorhänge auf, ließ die Sonne in mein Zimmer und mein Herz strahlen und machte mich ausgeheult und frohgemut erneut auf die Pirsch. Dabei hatte ich viel Spaß und Abwechslung und zitierte auf Italienisch Lorenzos Zeilen, was die Herzen meiner neuen Romanzen höher schlagen und sie früher oder später schwach werden und in meinen Armen landen ließ. Und ich glaube, ich muss dabei verdammt gut gerochen haben – zum Anbeißen halt.

Es wundert mich nicht, dass beinahe 80 Prozent aller Befragten einer Umfrage nach, die ich wahrscheinlich vor oder nach dem Centerfold in einem Playboy gelesen habe, auf den guten Geruch des Partners am meisten Wert legen und nahezu 50 Prozent der interviewten Männlein und Weiblein schon allein vom Duft des geliebten Partners angeturnt werden. Kann ich nur bestätigen. Neben dem süßen Duft manch frisch vernaschter Dame hatte z. B. »SUN« von Jil Sander diese extrem prickelnde

Nur Kernseife für echte Kerls?

Männer, wie Frauen sie sich wünschen, riechen gut, haben einen tollen Körper und sind gefühlvoll. Für den optischen Erfolg bei der Damenwelt kann man(n) einiges tun:

- Morgens und abends die Gesichtshaut mit einem Waschgel säubern, das am besten auch Algen oder Aloe Vera enthält. Außerdem zu Hydrogels, Peelings, Nachtpflege, Tagescreme, Pflegestift für die Lippen, für Augen, Bodylotion etc. greifen.

- Auf die Hände achten. Frau zieht daraus Rückschlüsse auf die gesamte Hygiene des Mannes. Also, nach getaner Arbeit zu Nagelbürste und Seife greifen. Die Nägel mit Keramik-, Mineral- oder speziell beschichteten Feilen kürzen. Pflegeprodukte für rauhe bzw. schwitzige Hände verwenden.

- Regelmäßiges Rasieren entzieht der Haut Feuchtigkeit. Tupfen Sie deshalb ein nicht fettendes Gel auf die Augenpartie und tragen Sie eine leichte Feuchtigkeitslotion auf. Optimal sind Produkte mit Lichtschutz.

- Haare stets frisch gewaschen und frisiert.

Praktische Tools: E-Zahnbürste, Nasenhaarschneider, Pinzette, Zahnseide.

Weitere Informationen: Deutsche Gesellschaft der Plastischen, Rekonstruktiven und Ästhetischen Chirurgen, www.vdaepc.de, Möglichkeiten der plastischen Chirurgie bei www.chirurgie-portal.de, alles rund um die Dermatologie unter www.derma.de.

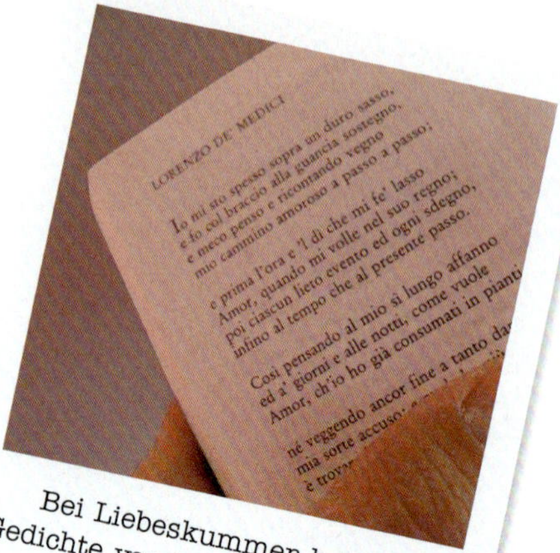

Bei Liebeskummer helfen Gedichte von Lorenzo de Medici.

Wirkung auf mich. Vorausgesetzt die Süße sah auch so lecker aus, wie sie duftete. Im Playboy gelesen? Kann nicht sein! Der Bericht muss in Cosmopolitan, meinem neuen Spionagemagazin, gestanden haben.

Ein Mann, der die Frauen liebte und auf dem Weg zu seiner Traumfrau mit viel Körperkontakt zu rechnen hatte, musste also, zum Segen seines Liebeslebens, extrem lecker riechen und natürlich über einen makellos gepflegten Körper verfügen. Und während ich in jungen Jahren dank seidenweicher Haut und zartem Bart- und Körperhaarwuchs nicht viel für mein Äußeres tun musste außer duschen, Deo auftragen, Haargel nachlegen und Unterhose wechseln, hatte ich es im weniger zarten Alter von 43 mit einer Großbaustelle zu tun, an der es an allen Ecken und Enden, den möglichen und unmöglichsten Stellen dauernd etwas zu tun gab. Fast wie bei den Straßenarbeiten in München, die, seit ich meinen Führerschein Anfang der 80er gemacht habe, bis heute kein Ende genommen haben. »Was bauen die da eigentlich? Eine unterirdische Achterbahn für Porsche-911er-Fahrer? Wenn ja, kauf' ich mir jetzt auch einen.« Aber, egal. Was die Bauarbeiten am Tempel meiner Seele anging, war ich inzwischen von Kopf bis Fuß auf Pflege und Renovierung eingestellt. Und was meinen Kopf anging, hatte ich mich bereits im Juli von meiner Schmalzlocke getrennt, sowie meiner Angewohnheit, meinen widerspenstigen Haarwuchs mit tonnenweise superextrastarkem Haargel festzuzementieren. Und das, wo Frauen einem so gern durch die Haare fahren, während sie einem klammheimlich den Kopf verdrehen. Bei meiner neuen Haarlänge von neun

Millimetern brauchte ich erst mal gar keine Stylingprodukte. Irgendwann, als mein Skalp wieder länger wurde, entdeckte ich dann mattes Haarwachs für mich. Das formte die Haare auch, aber man sah nicht und spürte nicht, dass ich was in den Haaren hatte. Sprich, für den nächsten Nahkampf, der ja meist oben beginnt, war ich schon mal bestens gerüstet. Und neben den täglichen Rasuren, dem Wimperngezupfe, Nasenhaarrupfen und anderen Feinarbeiten spekulierte ich auf die eine oder andere OP, das Anheuern von Fachkräften, um speziellere Restaurationsarbeiten erledigen zu lassen, zu denen mir das Know-how oder einfach die passenden Skalpelle fehlten. Nur so richtig konnte ich mich nicht mit dem Gedanken anfreunden, an mir herumschnippeln zu lassen, weshalb ich es erst mal dabei beließ, ab und zu meine Gesichtshaut an den Wangenknochen hochzuziehen, um herauszufinden, ob ich damit jünger oder frischer aussehen würde. Aber nein, ich fand, das entstellte mich schon bei kleinsten Veränderungen. Die Haut war zwar straff gespannt wie das Fell auf einer Trommel, aber ich sah aus wie irgendjemand anders. Und ich musste dabei immer an Mickey Rourke denken, der in »9½ Wochen« extrem cool aussah und nach seiner, meiner Meinung nach völlig überflüssigen Gesichts-OP wie ein Monster daherkam, das er dann ja auch in »Sin City« spielen durfte. Nein, da begann ich lieber mich daran zu gewöhnen, dass mein zunehmendes Alter Spuren hinterlassen würde. Und probierte weiterhin irgendwelche vielversprechenden Gesichtscremes aus, die es in allen Variationen, in erfrischend fruchtigen oder männlich herben Düften und natürlich auch mit Selbstbräunungsmittel gab. Sehr praktisch, gerade wenn ich mal wieder eine Nacht durchgeschrieben hatte und sich meine Hautfarbe kaum vom Weiß der Blätter, die ich zu füllen hatte, unterschied. Zudem war ich ausgesprochen dankbar, dass ich von meiner Mutter das jugendliche Äußere und von meinem Vater jede Menge Humor geerbt hatte, der mir viel Grund zum

Lachen gab, was ja bekanntlich gesund ist und auf die eine oder andere Weise auch jung hält. Ganz ohne operative Eingriffe.

Und Fett absaugen? Nö! Da war mir mein Geld zu schade und ich kannte ja inzwischen genügend Mittel und Wege – vor allen Dingen Wege, die ich vielleicht doch mal ablaufen sollte –, um mein Fett loszukriegen. Und bei dem Gedanken, mir den Hintern liften zu lassen, sträubten sich mir die Nackenhaare. Wie wird das eigentlich gemacht? Mit Silikonbeuteln? Am Ende quietschen die Teile beim Hinsetzen wie ein Furzkissen aus dem Scherzartikelladen. Ich glaube, da gehe ich lieber laufen, das macht auch einen knackigen Po, und ich kann sicher sein, dass auftretende Nebengeräusche eine ganz natürliche Ursache haben. Das Einzige, was ich auf alle Fälle mal machen lassen würde, war, mir die Krampfadern und Besenreiter an den Waden entfernen zu lassen. So viel Selbstbräunungsmittel konnte man da gar nicht raufklatschen, dass die Dinger verschwanden. Alles andere wie Narben von Motorradunfällen oder intensiven Kontakten mit Werkzeugen aller Art konnte ich so lassen, wie sie waren. Ein echter Mann hatte eben Narben und – laut Cosmopolitan – jeder menschliche Körper durchschnittlich 17 »makelhafte« Stellen. Also, was soll's, die paar Kratzer konnte ich verkraften, und sie unterstrichen ja nur meine maskuline Ausstrahlung. Ebenso meine immer häufiger auftretenden grauen Haare, von denen ich hoffte, dass sie recht bald komplett weiß sein würden, so wie bei Charles Schumann, Sky du Mont oder George Clooney eben. Cooler ging es in meinem Al-

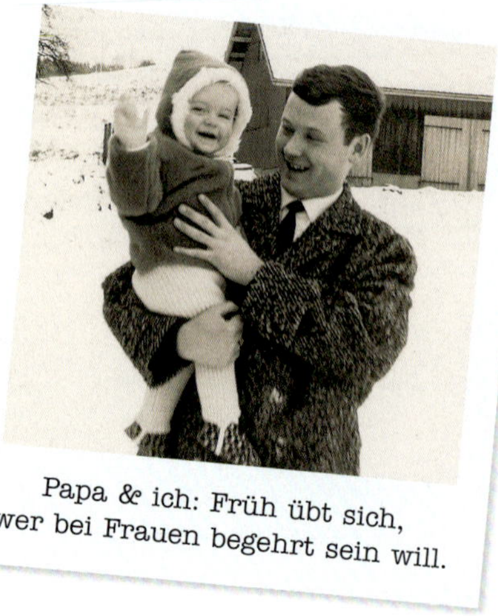

Papa & ich: Früh übt sich, wer bei Frauen begehrt sein will.

ter haartechnisch wirklich nicht. Nur schade, dass meine Haut nicht nur alters bedingt, sondern auch durch das viele Herumlungern an den schönsten Stränden dieser Welt etwas an Makellosigkeit verloren hatte. Aber auch das konnte ich nicht mehr rückgängig machen, warum neben kürzeren Aufenthalten unter praller Sonne und sehr seltenen Besuchen auf der Sonnenbank, nur noch cremen, cremen, cremen und nochmals cremen half. Viel trinken war auch gut für meine Haut und früher oder später hoffentlich auch wieder Sex. Und Laufen leider auch. Denn irgendwie hatten alle Jogger in meinem Umfeld eine wahnsinnig tolle Haut, was nur an der viel besseren Durchblutung und Sauerstoffzufuhr liegen konnte. Mein Training hatte zwar eine ähnliche Wirkung, ich war mir aber sicher, dass ich dabei bei weitem nicht so viel Sauerstoff durch die Adern pumpte, wie beispielsweise mein Mitbewohner, der regelmäßig sein Lauftraining absolvierte und bei Marathons mitmachte. Tja, Bewegen bringt eben Segen auch für eine gute Männerhaut.

Hautprobleme waren bei mir also relativ leicht zu lösen, am besten wahrscheinlich durch intensiveres Cardio- und Muskeltraining. Was sich allerdings schon seit geraumer Zeit negativ auf meine Ausstrahlung auswirkte, jahrelang auf eine passende Lösung wartete und so gar nicht mehr mit meinem, sich kontinuierlich verändernden Leben vereinbaren ließ, war meine Wohnsituation. Auf der einen Seite coole Ideen haben und bei den Mädels ordentlich mit dem Buch angeben, aber andererseits mit 43 noch in einer WG wohnen und nicht fähig sein, für die eigenen vier Wände zu sorgen. Das passte irgendwie gar nicht mehr zusammen. Zudem war bei uns beiden WG-Kumpels nach knapp neun Jahren – was schon an ein kleines Wunder grenzte für jeden, der uns kannte – einfach die Luft raus, und während wir uns früher noch ordentlich wegen unserer Andersartigkeiten gezofft hatten, gingen wir uns jetzt eher wie zwei kampferprobte alte Wölfe aus dem Weg, vermieden die alten Themen und akzeptierten mehr oder weniger, dass sich wohl keiner von uns wirklich ändern würde. Er verbrachte immer mehr Nächte bei seiner neuen Freundin, und ich nahm jede Gelegenheit wahr, mich abzuseilen, und hoffte täglich auf etwas Glück bei meiner Wohnungssuche. Noch so eine Sache, der ich nichts Spannendes abgewinnen konnte und zu der ich mich genauso schwer überwinden konnte wie zum Laufen. Auf der Suche nach einer, zu mir passenden Behausung, blieb mir so nichts anderes übrig, als auf mein Glück zu vertrauen. Wenigstens konnte ich gut plappern und erzählte bei jedem Agenturjob, dass ich dringend eine neue Bleibe suche. Alles andere war mir in Sachen Wohnungssuche viel zu lästig oder, wenn es um professionelle Makler ging, damals einfach zu teuer.

Je näher ich der Verwirklichung meiner Träume kam, je mehr nervte meine alte Unterkunft, deren Zeit schon längst abgelaufen war. Das Kontrastprogramm zwischen so schönen Ereignissen wie meinem ersten offiziellen Auftritt als Autor, bei dem mich die Vertriebsleute meines Verlages mit herzergreifendem Applaus empfangen hatten, und den eher angespannten Empfängen in unserer WG erhöhte zudem den Druck, endlich ein eigenes Heim für mich aufzuspüren oder jede Gelegenheit zu kleinen Fluchten sofort wahrzunehmen. Und weil ich zum Schreiben nichts dringender nötig hatte als Konzentration, ich sowieso mal wieder etwas Erholung und Abstand von allem brauchte, kam es mir gerade recht, dass ich ja noch eine Entschlackungskur à la F. X. Mayr ausprobieren wollte. Und abnehmtechnisch wollte ich so noch mal einen Gang zulegen und den Turbo in Sachen

Meine Stimmung im September:

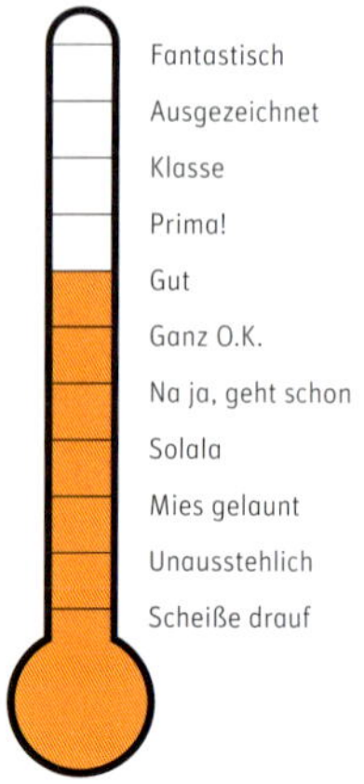

Fettverbrennung einschalten. Denn in letzter Zeit ging es immer zäher voran, und ich wollte und wollte offensichtlich nicht unter die 80 Kilo kommen. Bis dato hatte ich kein einziges Mal die 79 gesehen. Wenn ich aber mein Ziel, am Ende meines Buches mit 75 Kilo dazustehen, erreichen wollte, musste ich meinen Hintern wieder intensiver in Gang setzen, weil ich nach Erfolgen immer dazu neigte, mich einige Zeit auf meinen Lorbeeren auszuruhen, anstatt diszipliniert mein Programm durchzuziehen. Gegen diesen alten Schlendrian half jetzt nur noch Franz Xaver M.

Der Arzt, über den ich auch den heißen Draht zu meinem Verlag bekommen hatte, arbeitet in einer Kurklinik in Bad Feilnbach, einem namhaften Kurort in der Nähe von Bad Aibling, die neben klassischen Kneipp-Anwendungen auch die Kur nach F. X. Mayr praktizierte. Er plante zehn Tage Klinikaufenthalt für mich ein, die ich auch zum Schreiben nutzen wollte. Denn so richtig konzentriert arbeiten konnte ich eben, wenn ich von allem weg war, keinen Festnetz- oder Internetanschluss hatte und auf dem Handy nur zu erreichen war, wenn ich das wollte. Das alltägliche Umfeld einmal wieder komplett auszuknipsen fand ich klasse und immer wieder sehr hilfreich, wenn es darum ging, wieder mehr zu mir zu kommen, mich zu fokussieren und all die Dinge wiederzuentdecken, die mir selbst wirklich wichtig waren und sehr am Herzen lagen. Wie in Afrika hatte ich auch in Bad Feilnbach ein sehr schönes Quartier, das ein wenig wie ein kleiner buddhistischer Tempel eingerichtet war, mit viel dunklem Holz, warmen Farben wie Orange und Rot, allerlei Dekomaterialien wie Kristallen, schön geschliffenen Steinen und einem Buddhakopf als Schreibtischlampe. Mittendrin ein prächtiges Himmelbett. Insgesamt ein gut geerdeter Raum, sehr behaglich, und das alles mit Balkon und einem herrlichen Blick auf das bayerische Voralpenland, an dem ich mich nicht sattsehen konnte. Das ideale Reich und die beste Umgebung, um mich voll und ganz auf meine Schreiberei und meinen Restbauch konzentrieren zu können. Und ideal für eine kleine Entschlackungskur nach F.X. wie Franz Xaver Mayr, einem bekannten Kurarzt, der bereits im letzten Jahrhundert zu der Gewissheit kam, dass die Gesundheit des Menschen in direktem Zusammenhang mit einem gesunden Darm stand. Er verglich den Darm des Menschen mit der Wurzel eines Baumes. Der Baum konnte noch so stark sein, wenn seine Wurzeln krank waren, konnten sie ihn auf Dauer nicht gesund versorgen. Der Baum würde früher oder später erkranken und eingehen. So wie der Mensch bei einem kranken Darm zu vielen, oft sehr belastenden Krankheiten neigte, weil die Verdauungs- und Entgiftungsprozesse des Darms gestört waren. Positiv gesagt: Gesunder Darm = gesunder Mensch. Wer weiß, vielleicht würde der Jahrhundert-Tenor Luciano Pavarotti, der Anfang September seinem Bauchspeicheldrüsenkrebs erlegen war, noch immer die Welt mit seinen Gesängen erfreuen, wenn er sich ab und zu die heilende Wirkung von Mayrs Kur gegönnt hätte.

Die Kur, die F.X. Mayr zur Genesung des menschlichen Darms und hauptsächlich zur Entgiftung des Körpers entwickelt hatte, war sehr einfach und bestand im Wesentlichen aus einer leicht angetrockneten Dinkelsemmel. Diese kombiniert mit Joghurt gab es zum Frühstück und zum Abendessen. Mittags kam noch eine Basensuppe dazu, die nach nichts schmeckte. Aber ein bisschen weniger nach nichts als die Dinkelsemmel. Die mir schon ab dem zweiten Tag aus dem Hals zu hängen begann. Insgesamt 40 Minuten sollte man an ihr bis zum endgültigen Verzehr herumkauen – mein Rekord lag bei 21 Minuten. Das schulte angeblich das Kauen, was ja bekanntlich auch zum Verdauungsprozess zählt. Und das Rumgekaue machte auch noch pappsatt. Dazwischen gab es literweise Tee und Wasser und vormittags ein paar Kneipp-Anwendungen, die den

Kreislauf und die Darmtätigkeit anregten. Glaubersalz tat sein Übriges zur Darmreinigung, und gegen Übersäuerung nahm ich über den Tag verteilt noch Basenpulver zu mir. Schon am vierten Tag konnte ich die »Ihbähdinkelsemmel mit Joghuwürg« nicht mehr ausstehen und das Wiedergekäue meiner Tischgenossen nicht mehr mit ansehen.

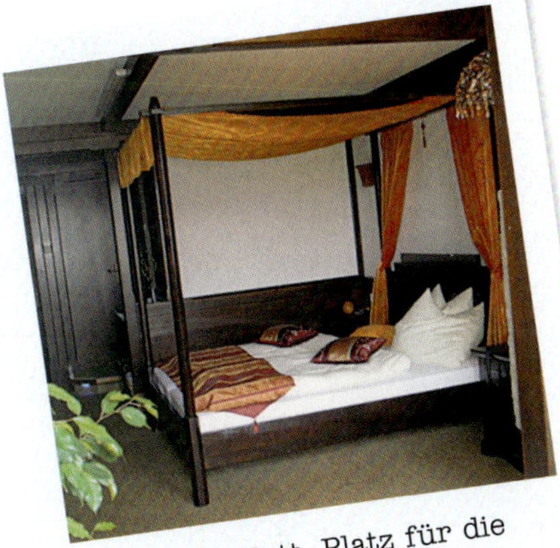

Geiles Bett. Platz für die Traumfrau hätte ich schon.

Am fünften Tag, völlig gerädert von der Entgiftungsprozedur, die meinen Körper von innen heraus komplett ausgeräumt hatte, habe ich mich dann zum ersten Mal mit meinem 924er abgeseilt und mir inkognito in der nahe gelegenen Eisdiele einen Espresso Doppio und eine gigantisch-fantastisch schmeckende Kugel Stracciatella einverleibt, nur um sicherzustellen, dass sich meine Geschmacksnerven noch im einwandfreien und funktionsfähigen Zustand befanden, denn die brauchte man bei vielzitierter Kur nicht wirklich.

So richtig toll abgenommen hatte ich nicht, dazu hätte ich die Kur viel länger und konsequenter durchziehen müssen. Aber die 79 hatte ich mal kurz gesehen. Und es gab sogar einen Kollegen der schreibenden Zunft, der damit in wenigen Wochen sage und schreibe 20 Kilo losgeworden war. Das fand ich super, wäre mir persönlich aber viel zu schnell gegangen, weil ich ja glaube, dass sich der Körper langsam an großartige Veränderungen gewöhnen muss, um das neue Gewicht auf Lebenszeit halten zu können. Was mir die Kur allerdings gebracht hatte, waren 20 brauchbare Seiten für mein Buch, eine extrem hohe Konzentration und das gute Gefühl, mich von innen heraus wie neugeboren zu fühlen. Das konnte ich auch daran erkennen,

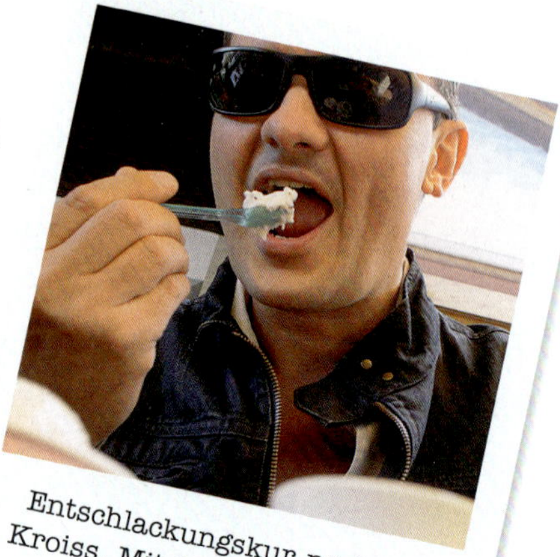

Entschlackungskur nach M. Kroiss. Mit Espresso und Eis.

dass Hautunreinheiten, Pickel und ähnliches Gewächs zu meiner großen Freude einfach verschwunden waren – was das anging, kam wahre Schönheit tatsächlich von innen. Ich fühlte mich auch viel frischer als sonst. Außerdem konnte ich mal wieder erleben, wie es ist, wenn man sich nicht nur in seinem Körper, sondern auch in den eigenen vier Wänden wohl fühlte.

Und was soll ich sagen, was das anging, wurden meine Gebete offensichtlich auch erhört. Ein paar Tage nach meiner Dinkel-Semmel-Orgie in Bad Feilnbach bekam ich einen Anruf von einem sehr netten Kollegen aus der Münchener Werbeszene: »Hi, Mike. Die Wohnung, von der ich dir erzählt hatte, wird frei. Sieht gut für dich aus. Schau sie dir doch heute Abend mal an.« Gesagt, getan. Es war Liebe auf den ersten Blick, und sie war geradezu wie für mich gemacht. Und neben meinem gesünderen Selbstwertgefühl als frischgebackener Schriftsteller, intensiver Körperpflege, den modischen Feinarbeiten und der Darm reinigenden Kur, hatte diese anstehende, räumliche Veränderung in meinem Leben wohl den wirkungsvollsten Einfluss auf meine positive Ausstrahlung. Ein Aufatmen ging durch unsere WG, und endlich war das jetzt auch geklärt. Puh! Schwein gehabt!

Mit mir selbst und meinen Angelegenheiten ins Reine zu kommen, ob seelisch, geistig, körperlich oder ganz alltäglich, war das Allerbeste, was es für mich in Sachen Ausstrahlung zu erledigen gab. In erster Linie natürlich für meine Gesundheit, mein Wohlbefinden, mein äußeres Erscheinungsbild und meine

Zufriedenheit, aber ganz, ganz, ganz besonders für meine Traumfrau, um früher oder später nicht nur mein Lebensglück, sondern auch ihr Liebesglück komplett machen zu können. Und wer weiß, vielleicht würde es ja mit ihr so ähnlich laufen wie mit meiner neuen Wohnung – mit viel Glück, Liebe auf den ersten Blick und der Gewissheit, dass wir wie füreinander geschaffen waren?

Vom Großreinemachen

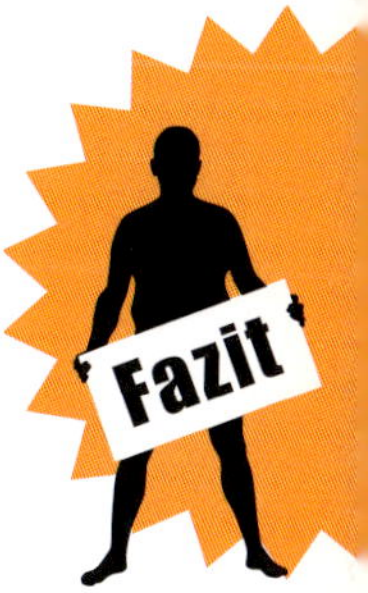

Sport und vernünftige Ernährung sind gut für den Mann und verändern seine äußere Erscheinung auffallend zum Positiven. Zum Feinschliff jedes Männerkörpers gehört aber auch regelmäßige kosmetische Pflege, die den Mann noch attraktiver macht, weil er sich einfach viel wohler in seiner Haut fühlt. Gönnen Sie Ihrem Körper alles Gute. Er hat es verdient. Pflegen Sie ihn. Geben Sie sich und Ihrem Körper viel Zeit. Und was immer Sie in Ihrem Leben außerdem stört, packen Sie es an. Kommen Sie mit sich rundherum ins Reine, das ist das Beste, was Sie für eine tolle Ausstrahlung tun können.

OKTOBER 2007

Meine Traumfrau? Zicke, Sportskanone, Filmstar oder Nachbarin?

»Na, Herr Kroiss, wie hätten Sie Ihre Zukünftige denn gerne? Und dürfen wir sie Ihnen dann noch hübsch einpacken? Soll ja ein Geschenk sein. Oder?« So in etwa stellte ich mir das mit den Bestellungen im Universum vor. Nach den Lehren vieler geistiger Meister, Positivdenker und anderer visionär veranlagter Dichter und Philosophen musste man(n) sich nur ein Bild von seiner Traumfrau machen. Sie sich in schillernden Farben und allen Details ausmalen und – das war entscheidend – sich ganz genau vorstellen und versuchen, so gut als irgend möglich nachzuempfinden, wie es mit ihr wohl sein würde. Wie wäre es, wenn sie plötzlich da wäre? Wie würden wir die Zeit miteinander verbringen? Wie würde sie dabei lachen, mir mit liebevollem Blick zuhören und dabei zärtlich durch meine nicht mehr gegelten Haare streichen, während sie dabei ihre großen blauen oder braunen Kulleraugen verdrehte? Wie wäre das, wenn Mike Kroiss plötzlich eine Lebenspartnerin an seiner Seite hätte? Und, sobald ich mir in Geist, Herz und Seele ein exaktes Bild von ihr gemacht hätte, würde sie schwuppdiwupp, wie durch Zauberhand, einfach so, als ob es noch nie anders gewesen wäre, auf der Bildfläche meines Lebens erscheinen.

Mein Gewicht im Oktober: 79,8 kg

Jetzt ist fast alles im grünen Bereich. Insgesamt habe ich seit Jahresbeginn über 11 kg abgenommen. Davon sind mehr als 9 kg reines Fett. Fett, auf das ich leicht und locker verzichten kann.

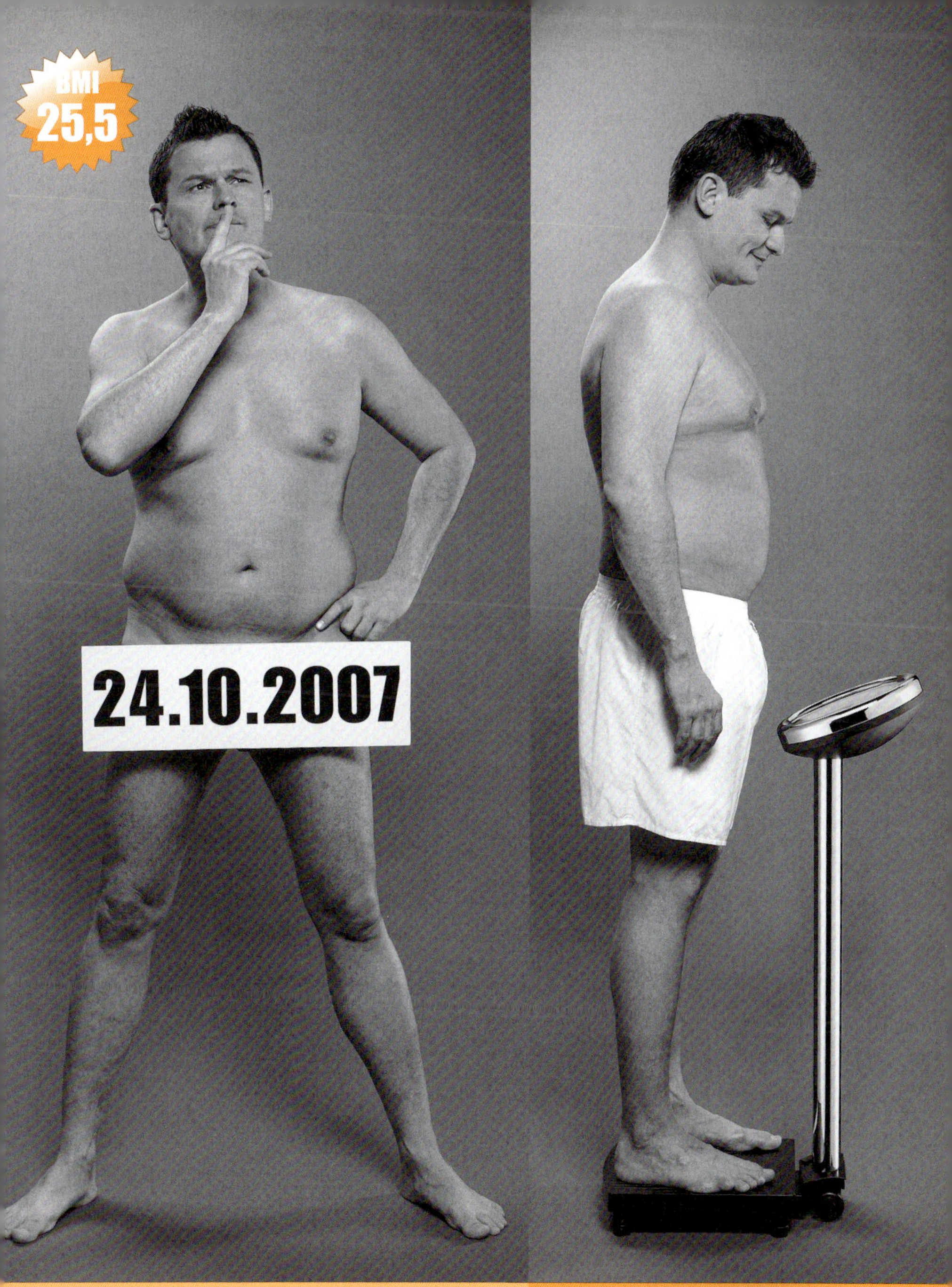
BMI
25,5
24.10.2007

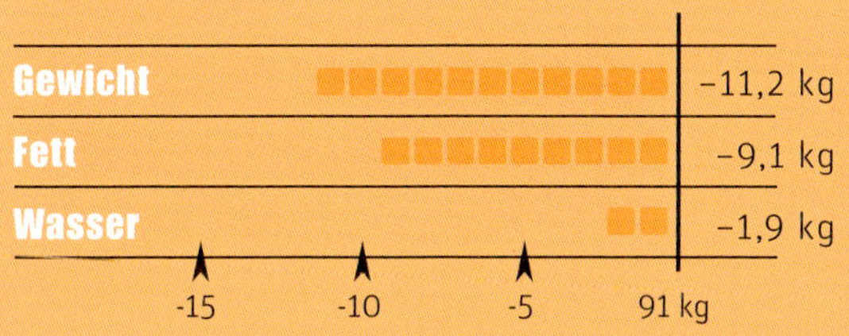
Gewicht
−11,2 kg
Fett
−9,1 kg
Wasser
−1,9 kg
-15
-10
-5
91 kg

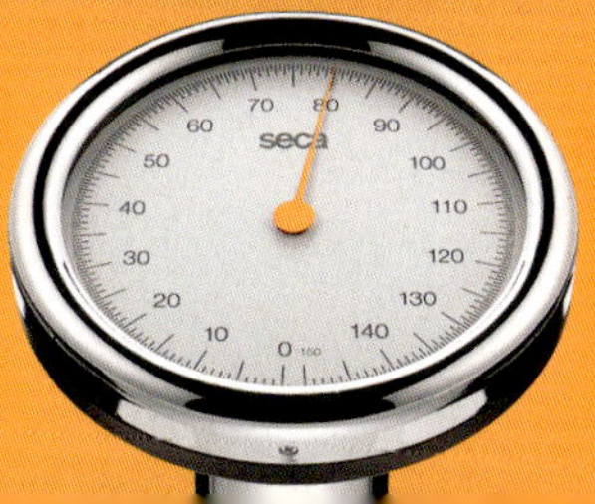
seca

Dann nur noch ein kurzes »Hi Mike! Schön, dass ich endlich bei dir bin!« von ihr und ein kurzes »Finde ich auch Schatz, da drüben ist mein Schlafzimmer!« von mir, und schon könnten wir mit unserer Beziehung beginnen und uns ab sofort und in Zukunft zu zweit um die wirklich wichtigen Dinge im Leben kümmern.

Okay. Meine Begrüßung sollte natürlich viel einfühlsamer, auf alle Fälle zärtlicher, ganz sicher achtvoller sein und eben nicht so machohaft, wie mir das spontan beim Schreiben eingefallen war. Aber genau solche spontanen Äußerungen waren ein verräterisches Indiz dafür, dass der lange Frauenentzug bei mir eher notgeile Fantasien weckte, anstatt vernünftige Vorstellungen von einer Frau prägte, die mich in bestmöglichster Weise ergänzen und zu mir und meinem Leben passen sollte. Schließlich suchte ich eine Lebensgefährtin und nicht nur das heiße Häubchen für mein strammes Hörnchen. Mir vorzustellen, wie sie körperlich aussehen könnte, war jederzeit im Playboy »nachzulesen«, nur bei allen Vorstellungen rund um weitere Eigenschaften meiner Traumfrau tat ich sicher besser daran, meinen Schwanz mal aus- und mein Hirn, bestenfalls sogar mein Herz, einzuschalten. Nur Letzteres trug ich im September leider immer noch mehr in der Hose als am vorgesehenen rechten Fleck. Und mein Hirn schien sich vorzugsweise auch immer öfter unterhalb meiner Gürtellinie herumzutreiben.

Mir unter gegebenen Umständen die Richtige für mein Leben vorzustellen war extrem schwierig! Nicht, dass es mir an Fantasie mangelte. Davon hatte ich eher zu viel, und auch das machte das Wünschen und Vorstellen nicht leichter, weil es unendlich viele Möglichkeiten gab, wenn es um die Bestellung meiner Traumfrau ging. Und egal, wie genau ich sie mir vorstellen würde, auch charakterlich, wäre das ein Garant dafür, dass es am Ende wirklich mit uns klappen würde? Perfekt waren sowieso nichts und niemand auf unserer Erde. Eventuell war das Thema Traumfrau sowieso total überbewertet und anstatt alles dem Universum zu überlassen, sollte ich vielleicht selbst besser einmal in Sachen Realfrau Gas geben? Wobei mir dabei im Moment offensichtlich das glückliche Händchen, aber auch die Zeit fehlten.

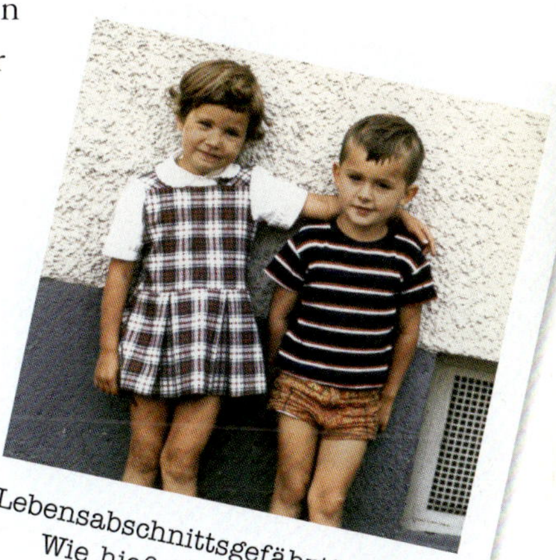

Lebensabschnittsgefährtin Nr. 1.
Wie hieß sie doch gleich?

Oder hatte ich einfach nur Angst, mein Herz tatsächlich zu verlieren? So viele Exfreundinnen und Geliebte und keine Ahnung, woher die Richtige kommen würde. Und die Einzige, in die ich mich beinahe richtig verknallt hätte, eine coole Juniorkontakterin mit den schönsten Händen, die ich seit langem gesehen hatte, antwortete auf einen kleinen Liebesbrief von mir: »Mike, klar lässt du mein Herz höherschlagen. Aber ich befürchte nicht so, wie du meinst, sondern eher wie ein guter Freund.« Uff! Das tat weh. Und richtig gute Freunde hatte ich ja schon. Von Frauen wollte ich eben viel mehr als »nur« eine gute Freundschaft. Frauen waren wirklich meine allergrößte Schwäche, besonders wenn es um meine zukünftige Nummer eins ging. Die sogenannte Traumfrau. Wie schon Richard Gere in »Die Braut, die sich nicht traut« sagte: »Ich liebe alle Frauen, und du bist die nächste!« Frei nach zitiertem Motto sollte ich lieber Playboy werden, anstatt mich als Schreiberling mit diesem schwierigen Thema rumschlagen zu müssen. Ich würde einfach nur eine nach der anderen nehmen bis ans Ende meiner Tage und mich nie für eine, sondern ganz unkompliziert für alle entscheiden. Oder vielleicht tat ich besser daran, alles Wünschen und Wollen in Sachen Frau einfach loszulassen und tatsächlich auf die Kräfte des Universums zu vertrauen? Ich würde mich auf ein hochkarätiges Team von Engeln verlassen, das da oben im siebten Himmel schwebte und mit nichts anderem beschäftigt war, als auf diesem Planeten die einzig Wahre für mich zu finden. Ein Kompetenz-Team nur für mich, eine Star-Allianz im Dienste der Liebe meines Lebens.

Und ich stellte mir vor, dass für mich das denkbar exzellenteste Team für die Auswahl meiner Geliebten zuständig ist. Bei der exquisiten Auswahl, die sie in den letzten Jahrzehnten getroffen hatten, musste es sich um niemand Geringeren handeln als Greta Garbo, Ingrid Bergman, Grace Kelly, Audrey Hepburn, Humphrey Bogart, Clark Gable, Cary Grant und natürlich Rodolfo Valentino. Acht Engel für Mike, die nach allerlei Übung, die sie mit ihrem und meinem abwechslungsreichen Liebesleben schon gesammelt hatten, jetzt mit der herausragenden Aufgabe betraut waren, für mich die einzig Richtige zu finden. Die Frau von Mike Kroiss. Ich meine, wenn die das nicht schafften, wer dann? Für Amor allein wäre dieser Job sicher zu hart gewesen. Und vielleicht machte es ja Sinn, die hohen Herrschaften da oben etwas genauer zu instruieren und mir mal auf dem Gaumen meiner Fantasie zergehen zu lassen, wie sie sein würde, wie das zusammen mit ihr, mit meiner Frau, sein könnte. Und ich hörte Greta mit tiefer, rauchiger Stimme sagen: »Komm, mein Junge, trau dich nur! Sei ein ganzer Mann!«, während Humphrey, Clark und Cary lauthals »Yes, Mike. Go for it. We'll find her for you!« grölten, Ingrid, Grace und Audrey mir damenhaft lächelnd zuzwinkerten und Rodolfo nur noch nickend zustimmte: »Si, si! Una prima bella donna per Michele! Grande amore! Grande amore!« In meinen Traumwelten gab es viele Frauen, die mich inspirierten und in mir die Vorstellung weckten: »Au ja, mit der würde ich auch mal gerne!« oder »Ach ja, das wäre schön, so würde ich das auch gerne im echten Leben erleben wollen!«

Angefangen hatten diese Träumereien 1977 mit Nastassja Kinski und ihrem ersten Fernsehauftritt in dem Tatort »Reifezeugnis« von Wolfgang Petersen. Wow, war die Kleine sexy – und diese Stimme. Ich war damals erst 13, aber wochenlang völlig am Schwärmen, über beide Ohren verknallt und sammelte alles, was ich von ihr an Berichten und Fotos kriegen konnte. Viele Jahre später hatte ich glücklicherweise manch leidenschaftliche Affäre und Romanze mit sehr bezaubernden Damen, die Nastassja in vielerlei Hinsicht wie aus dem Gesicht geschnitten waren. Sie hatten mein Herz mindestens so sehr zum Rasen gebracht wie das Filmsternchen von damals und manchmal waren sie über Nacht zu den leidenschaftlichsten Liebesgeschichten meines Lebens geworden. Visualisieren war wirklich ein ausgezeichnetes Mittel, meiner Traumfrau näherzukommen. Ich hoffte nur, dass es diesmal etwas schneller gehen würde mit der Erfüllung meiner Frauenträume. Denn meine Anforderungen wurden von Jahr zu Jahr anspruchsvoller, weil mich inzwischen Filmstars wie Julia Roberts, Halle Barry, Uma Thurman und Angelina Jolie faszinierten. Rassige Frauen wie Jessica Alba, Penélope Cruz und Eva Green machten mich verrückt. Und bei einzigartigen Schauspielerinnen wie Heike Makatsch, Nora Tschirner und Alexandra Maria Lara blieb ich jedes Mal an der Mattscheibe kleben. Bei derart wählerischen Vorgaben kam mir die Vorstellung, dass sich im

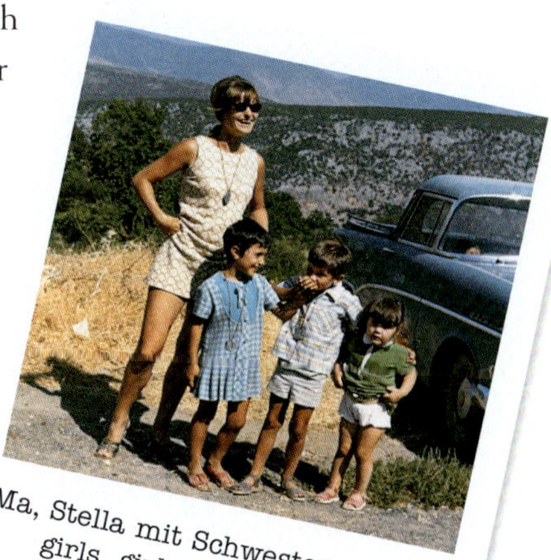

Ma, Stella mit Schwester und ich: girls, girls, girls – klasse!

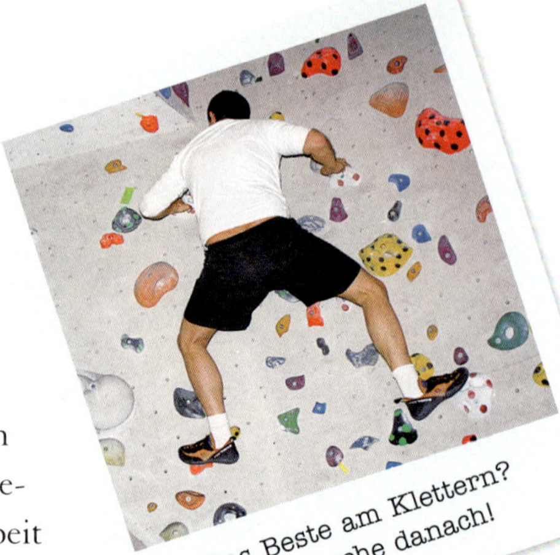

Das Beste am Klettern?
Die Dusche danach!

Himmel jemand um meine Traumfrau kümmern und schon die Richtige finden würde, gerade recht. So konnte ich mich weiter aufs Träumen und Schwärmen konzentrieren, während die harte Arbeit meine acht Superengel erledigen würden. Abgesehen davon lief mir langsam die Zeit in Sachen Abnehmen und Schreiben weg. Gewichtstechnisch hatte ich mich um die 80 Kilo eingeschossen, und weil ich im Schreiben bei weitem nicht so routiniert war wie in meinem Job als Werber, ließ ich immer öfter Trainingseinheiten ausfallen oder hatte ein schlechtes Gewissen, Abends auf die Piste zu gehen, weil ich mein Schreibpensum nicht erfüllt hatte. Angebote auf tolle Feste schlug ich wegen Zeitmangels aus, ebenso wie Jobs in Werbeagenturen. Es fehlte schlicht und ergreifend an Gelegenheiten, die Traumfrau zu treffen, oder mir insbesondere einfach nur an den stählernen Nerven, mit dem Druck locker umgehen zu können. Und für Frauen, die sich unter Umständen schon für mich interessierten, hatte ich zu dieser Zeit wahrscheinlich eh keine Augen.

»Mein Buch!« »Mein Buch!« »Mein Buch!«: Das war rund um die Uhr mein Thema Nummer eins, und ganz ehrlich ging mir »Mein Buch!« phasenweise gewaltig auf die Nerven. Wohl wissend, dass auch Lebensträume ihren Preis haben. Das Seltsame an diesem Projekt war, dass ich mir zwar gerade noch vorstellen konnte, am Ende mein Traumgewicht von 75 Kilo zu haben, aber woher um Himmels willen sollte ich die Traumfrau nehmen, wenn nicht stehlen, so wie Dustin Hoffman in seinem

Filmdebüt »Die Reifeprüfung« seine Zukünftige einem anderen direkt vom Altar wegschnappt hatte, damit der Film auch ein schönes Happy End bekam? Wenn nicht kurz vor knapp noch ein Wunder geschehen würde, für das nicht ich, sondern meine Engel da oben zuständig waren, würde ich ganz schön alt aussehen. Ein Jahr älter, aber 16 Kilo leichter. Ich schrieb also an einem Buch, dessen Ende ich einfach nicht kennen konnte. Sehr merkwürdig. So einen Eiertanz mit dem Ungewissen war ich nicht gewohnt, und das machte mich oft ziemlich nervös, unruhig und völlig kirre.

»Tief durchatmen, Junge!«, hörte ich Greta sagen. »Keep cool buddy!«, redete mir Humphrey gut zu, und »We work on it, Mike!«, meinten Clark und Cary. Ingrid, Grace und Audrey hauchten mir auch noch einfühlsam entgegen: »She'll be very pretty. You'll love her! And she'll love you. You will see!« Dazu noch Rodolfo Valentino: »Ah, Michele! Non c'è un problema! Non c'è un problema!« Kurz: Ich war phasenweise leicht am Durchdrehen, hörte Stimmen, sah Gespenster, und wenn nicht ab und zu mein WG-Kumpel in der Noch-WG vorbeigeschaut hätte, hätte ich den Draht zur realen Welt wahrscheinlich völlig verloren.

Und weil es mir wegen des Frauenentzuges und dem ständig zunehmenden Druck eh schon langsam aus den Ohren rauskam, war ich echt froh, dass mein bester Kumpel mich immer wieder mal aus dem Mief meiner Schreiberbude rauszog, damit ich beim Testen neuer Sportarten etwas Dampf ablassen und wenigstens ein paar Blicke auf echte Frauen riskieren konnte. Diesmal ging es zum Klettern. Auch eine der vielen Sachen, die ich unbedingt einmal ausprobieren wollte, sobald ich etwas leichter um die Hüfte geworden war. Mit »nur noch« 80 Kilo auf den Rippen konnte ich im September schon mal einen Ausflug in die Kletterwand wagen. Und »Wow, wie klasse!« war das denn. Ich schien Talent für diesen Sport zu haben, der mir aber auch in null Komma nix die Schweißperlen auf Stirn und Restbauch getrieben hatte. Wie beim Moto-Crossen fehlte es mir nicht an Begabung und Technik, aber immer noch an genügend Muckis und Kondition. Und ich dachte mir, dass wahrscheinlich 72 Kilo mein Idealgewicht war, um etwas waghalsigere und schweißtreibendere Sportarten betreiben zu können als die mit »Bella Ragazza auf da Matratza«. Aber dieser erste Ausflug in die Wand genügte mir völlig. Das Beste an der Kletterei war für mich eh die kalte Dusche danach. Vielleicht würde ich diesem interessanten Sport ja noch eine Chance geben, sobald »Mein Buch!« fertig ist. Die Frauen in der Wand waren jedenfalls recht hübsch anzuschauen, als sie ihre durchtrainierten Popöchen technisch einwandfrei in den Himmel streckten. Leider rochen sie an diesem Abend alle ein bisschen streng, was den Traumfrauen aus Film und Fernsehen ja niemals passieren könnte.

Einer der unendlich vielen Unterschiede zwischen Realfrauen und Traumfrauen. Realfrauen rochen nach allem Möglichen, manchmal ziemlich lecker, manchmal etwas seltsam und manchmal hielt man lieber Abstand. Realfrauen schmeckten an verschiedenen Körperstellen völlig unterschiedlich, manchmal zuckersüß, manchmal salzig und manchmal irgendwie komisch. Das Beste an Realfrauen aber war, dass sie relativ oft auf meine Worte, Regungen und Taten mit allen möglichen und unmöglichen Verhaltensweisen reagierten, wenn auch nicht immer logisch. Und das Allerschönste war, dass sie mit einem Mann die tollsten Sachen anstellen konnten, was Traumfrauen für gewöhnlich nur versprachen, aber nicht im Geringsten einzulösen gedachten. Und allen Realfrauen, die ich gerade in den letzten Jahren kennen- und lieben gelernt hatte, waren drei Sachen gemeinsam: 1. Sie waren jünger als ich. 2. Sie hatten jede Menge Humor, den Frau bei mir auch gut gebrauchen konnte. Und

Romanzen aller Art

Wir sind auf der Suche. Alle. Immer. Bleiben Sie cool und sehen Sie es nicht gleich als Drama an, wenn Sie zwischendurch mal keine Freundin haben. Ist es denn Zufall, dass man immer gerade dann neue Leute kennenlernt, wenn man mit sich zufrieden ist und sein Leben genießt?

Die alten Römer hatten keine Erklärungsnot mit der Liebe, waren sie doch sicher, dass Liebesgott Amor mit dem Pfeilköcher durch die Lande zog und seine Schießübungen veranstaltete. Moderne Menschen sind skeptischer, da sie nicht an Götter glauben. Aber sie haben das Internet! Wer sich via WWW verlieben will, findet einen praktischen Dating-Leitfaden unter www.be2.de, Stichwort Rat & Hilfe, oder bei www.datingcafe.de.

In der Liebe ist alles möglich. Berühmte Paare aus Kunst und echtem Leben beweisen es:

- Abälard und Heloise
- Annette von Droste-Hülshoff und Levin Schücking
- Cäsar und Cleopatra
- Daphnis und Chloe
- Elizabeth Taylor und Richard Burton
- Friedrich Hölderlin und Susette Gontard
- Harold und Maude
- Herzog von Windsor und Lady Simpson
- Jakob und Rahel
- Ludwig XIV. und Marquise de Montespan
- Orpheus und Eurydike
- Oscar Wilde und Lord Alfred Douglas
- Robin Hood und Marianne
- Victor Hugo und Juliette Drouet

3. sie waren im Bett genauso neugierig, verspielt, leidenschaftlich und unkompliziert, wie ich das war. Ach ja, und 4. und 5. hätte ich beinahe vergessen. Sie hatten wie ich einen Job, der ihnen mehr oder weniger viel Freude bereitete, und sie hatten in ihrer Freizeit an sehr ähnlichen Dingen Spaß wie ich, nicht nur an Sex. Sie waren selten Zicken und durch die Bank lebensfrohe Frauen, die unbeschwert genießen konnten. Sie waren schlank, aber gesegnet mit einem gesunden Appetit und Freude an schönen Essen. Sie gingen gern ins Kino oder liebten es, auf Reisen zu sein. Und abgesehen von diesen Ähnlichkeiten glich wirklich keine der anderen, weder äußerlich noch charakterlich. Sie waren meist ziemlich sportlich und immer sehr gepflegt, aber jede hatte zudem etwas ganz Besonderes, etwas Einzigartiges an sich, weshalb ich mich damals in sie verliebt hatte. Und so unterschiedlich sie waren, so passten sie doch stets zu der Lebensphase, in der ich mich gerade befand. Sie waren meine Lebensabschnittsgefährtinnen. Jede war auf ihre ganz besondere Weise ein wahrgewordener Traum und ganz realistisch zu einer unvergesslich schönen Bereicherung in meinem Leben geworden. Und wenn die Erfahrung mich nicht gelehrt hätte, dass aufgewärmte Geschichten in den allermeisten Fällen in die Hosen gehen, würde ich mit der einen oder anderen von ihnen durchaus noch ein paar Schritte weitergehen. Doch war es Zeit, mich auch von diesen Träumereien zu verabschieden, um in meinem Herzen wieder Platz für eine wirklich neue Liebesgeschichte zu haben, vielleicht die Liebe meines Lebens.

Die Zeiten hatten sich inzwischen geändert, und auch wenn man mir das schwer abnehmen konnte, sobald ich zu Grinsen oder Lachen anfing, etwas reifer war auch ich geworden. Und ich lebte viel mehr das, was ich wirklich sein wollte. Vielleicht war ich genau deshalb endlich reif genug für eine gesunde Mischung aus Traum- und Realfrau. Für meine Frau halt. Immerhin hatte ich ja auch schon ein kleines Nest für uns gefunden, für das ich Ende September meinen Mietvertrag unterschrieben hatte und welches ich im November in Beschlag nehmen konnte. Ein kleiner Unterschied für das Gelingen einer erwachsenen Beziehung, ein großer Unterschied für mich, weil ich endlich meine eigenen vier Wände haben würde, in denen ich tun und lassen konnte, wonach auch immer mir der Sinn stand. Das würde ein Spaß werden und mich meiner Frau auch noch einen großen Schritt näherbringen.

By the way – was machte eigentlich mein Traumfrau suchendes Superengel-Team? »WE ARE BUSY!«, tönte es laut und einstimmig von oben. »Si, Si! Molto busy!«

Und während meine Superengel im Himmel mit einer ihrer schwersten Herausforderungen beschäftigt waren, rang ich auf Erden und dem Boden der Tatsachen mit Buchstaben, Worten und Sätzen, um »Mein Buch!« Seite für Seite entstehen zu lassen. Und ich war bemüht, mich nicht zu sehr vom Rest der Welt abzuschotten, um meiner Zukünftigen auch eine Chance zu geben, in mein Leben treten zu können. Ich hielt die Augen und Ohren offen und freute mich daher sehr über die Einladung zu der Hochzeit eines ehemaligen Kollegen, der das Glück bereits gehabt hatte, seiner Traumfrau begegnet zu sein. Und wie er mir sagte, wusste er einfach, dass sie und nur sie die Richtige für ihn war. Er war sich hundertprozentig sicher und verknallt bis über beide Ohren.

Die kirchliche Trauung wie auch die Feierlichkeiten fanden an einem Samstag auf dem Gelände rund um Schloss Kaltenberg in der Nähe von Geltendorf statt. Das

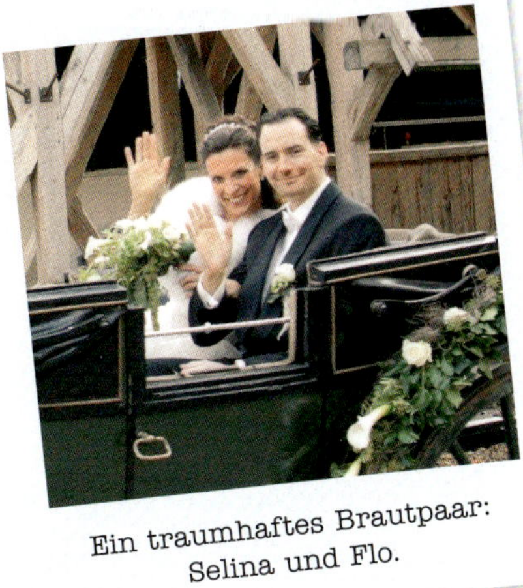

Ein traumhaftes Brautpaar: Selina und Flo.

Wetter hatte sich recht gut gehalten, und während der Trauung strahlte durch die kleinen Fenster der St. Elisabeth Kapelle die Sonne auf das prächtige Paar, das nach dem Ja-Wort wie Prinz und Prinzessin mit der Kutsche Richtung Festsaal galoppierte. Ihr Strahlen war so unglaublich überzeugend und erinnerte mich in diesem Moment sehr an meinen Cousin Andi und seine Nadine, die sich schon 2003 getraut und das Ja-Wort gegeben hatten. Was für ein Glück sie doch miteinander hatten – beneidenswert.

Am Abend, das Hochzeitsfest war schon voll im Gange, ließ ich zwischendurch mal in aller Ruhe – und wie immer sehr verträumt – alles auf mich wirken, bevor ich mich wieder in das Getümmel der Feierlichkeiten stürzte und eine flotte Sohle aufs Parkett legte. Auf der einen Seite hörte ich eine sehr enttäuschte Männerstimme sagen: »Diese blöden Schlampen, das ist doch immer der gleiche Scheiß mit denen, die suchen doch nur einen Versorger.« Und dann sah ich junge turtelnde Paare, die schon ein paar Jahre zusammen waren und bei denen alles so harmonisch, friedlich und völlig in Ordnung aussah, so als ob ein Paar zu sein das Leichteste, Einfachste und Selbstverständlichste der Welt sei. Ich beobachtete das verliebte, aber auch vernünftig und Hand in Hand agierende Hochzeitspaar, dem an ihrem Miteinander so deutlich anzusehen war, dass sie sich gesucht und gefunden hatten. Mir wurde ganz warm ums Herz, und ich wünschte mir in dieser Sekunde genauso viel Glück für mich und meine Frau. Und für das traute Paar hoffte ich sehr, dass sie nicht nur ein, sondern viele Jahrzehnte miteinander lieben und leben würden. Das »Zeug« dazu brachten sie jedenfalls mit. Und auch wenn ich das Leben schon recht gut kannte, manchmal waren Zweifel einfach unangebracht. Und Glaube versetzt bekanntlich Berge. Später sah ich dann während der Feierlichkeiten die schönste Dreiergruppe meines Lebens. Eine Szene,

Meine Stimmung im Oktober:

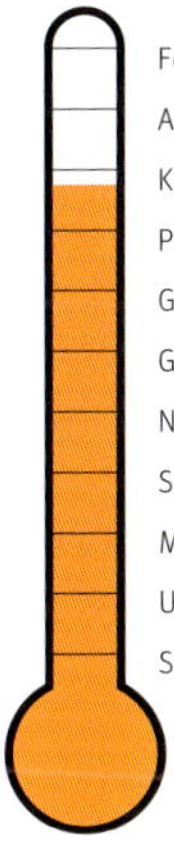

die ich mein Lebtag nicht vergessen werde: Eine junge schicke Mutter in einem engen roten Abendkleid, die auf ihren Armen ihre kleine Baby-Tochter in einem kleinen weißen Kleidchen mit einem schmalen roten Bändchen um das Bäuchlein trug, stand am Rand der Tanzfläche und beobachtete mit strahlenden Augen die tanzenden Gäste. Die Braut kam in ihrem schillernden, weit ausladenden Brautkleid hinzu und nahm Mutter und Tochter sehr herzlich und liebevoll in die Arme. Muttersegen, neues unschuldiges Leben und die Inkarnation von Liebe und Leidenschaft mit all ihren Hoffnungen in der prächtigen Gestalt einer wunderschönen Braut. Alle drei zusammen waren das schönste Bild, das sich ein Mann wie ich von seiner Frau machen konnte. Das muss der Moment in meinem Leben gewesen sein, als ich ernsthaft in Erwägung zog, meine Playboysammlung über Bord zu werfen und mir klar wurde: Frauen sind ein Geschenk, ein Geschenk des Himmels. Und anstatt mich in Männerfantasien zu verlieren, ließ ich diese herzerweichende Szene noch lange auf mich wirken. In mir wuchs die Überzeugung, dass ich in Sachen Traumfrau nichts weiter zu tun hatte, als mich beschenken zu lassen. »What you see, is what you get!«, dachte ich mir und versuchte im Anblick dieser reinsten Form von Fraulichkeit nur an all das zu denken, was ich an Frauen liebte, an ihnen schätzte und mir von und mit ihnen immer gewünscht hatte. Ich hoffte insgeheim schon, dass mir eben diese ganz besondere Eine an diesem Abend über den Weg laufen würde, aber wie so oft waren die, mit denen es über Blickkontakt funkelte, oder die, mit denen ich mich super an diesem Abend verstand, schon

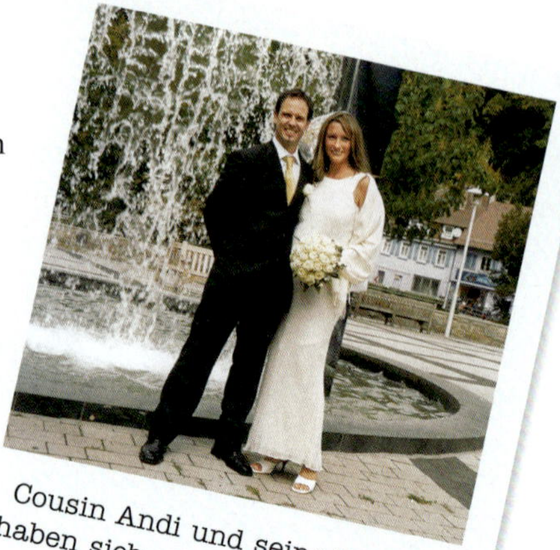

Cousin Andi und seine Nadine haben sich schon 2003 getraut.

vergeben. Und die Singledamen wurden von allen anderen Junggesellen angebaggert oder hatten gerade andere Sachen auf dem Bildschirm, als sich eventuell in einen der Hochzeitsgäste zu vergucken. So schnappte ich mir hier und da eine tanzbegeisterte Dame und hatte auch ohne die große Liebe meinen Spaß. Danach zog ich mit drei anderen Jungs noch eine kleine sexy Tanzshow für die Damen ab, was richtig cool rüberkam, weil es sich so spontan ergeben hatte und ich mich wenigstens im selben Rhythmus mit drei Jungs befand, die mit ihrer Freundin oder Frau da waren. Ich wollte viel eher wie sie sein, als mich den Unkenrufen anderer Singles anzuschließen. Ein lässiger charmanter Typ, der für eine tolle Frau geradezu geschaffen war, weil er liebenswert ist und viel Liebe zu geben hat und frei genug in Kopf und Einstellung bleiben konnte, um jederzeit mit guten Kumpels einen draufzumachen, nicht mit Alk, sondern mit heißen Tänzen, die Frauen verrückt machen.

Tja, da war echt was geboten in dieser Nacht, und auch wenn sie noch nicht da ist, aber ihr Bild wird mir immer klarer. Aber eben auch das Bild von mir als Partner. Ich werde immer der Mike bleiben, der ich bin, aber ich glaube, ich werde auch ein anderer, und wie ich hoffe, ein Besserer mit der Richtigen an meiner Seite werden. Und vielleicht wird sie gute Seiten in mir wecken, die ich bisher noch gar nicht kannte. »What you see, is what you get!« Und ich hoffe, dass ich eine sehr liebe, schöne, kluge Frau kriege, die mich liebt, so wie ich bin. Ohne mich verändern zu wollen, obwohl ich mich mit ihr wie von selbst zum Besseren verändern werde. Ich hoffe, mein Kompetenz-

Team im Himmel verstand das. Und ganz gleich, wer meine Traumfrau eines Tages sein würde, ob eine Sportskanone, eine berühmte Schauspielerin oder die hinreißende Nachbarin. Wenn ich bedenkenlos vor ihr auf die Knie sinke, um ihr die schönsten Worte aus »Die Braut, die sich nicht traut« zu sagen:

»Ich garantiere dir, es werden auch schlimme Zeiten kommen. Und ich garantiere, es kommt vor, dass einer von uns oder beide unbedingt aus dieser Sache raus will, aber ich garantiere auch, wenn ich dich nicht um deine Hand bitte, dann bereue ich das für den Rest meines Lebens, denn ich weiß in meinem Herzen: Du bist die Einzige für mich!«

Wenn ich das eines Tages mache, weiß ich, dass ich meine Traumfrau, besser noch, die Frau für mein Leben gefunden habe.

Träumen für die Wirklichkeit

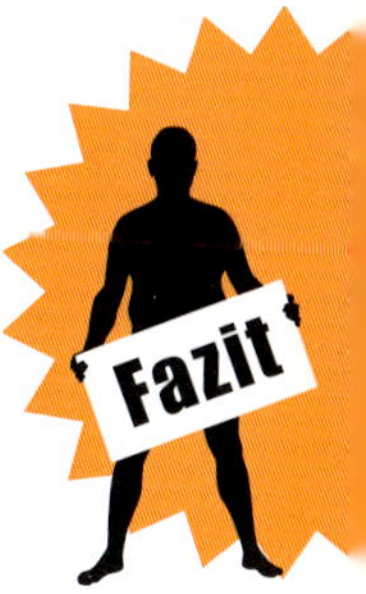

Für Männer gibt es nichts Schöneres, als von Frauen zu träumen. Allerdings heißen Traumfrauen auch deshalb Traumfrauen, weil es sie in Wirklichkeit nicht gibt. Wer daher Enttäuschungen vermeiden und bei der Suche nach seiner Frau erfolgreich sein will, tut gut daran, überzogene Männerfantasien und Erwartungen abzulegen und sich mehr nach seiner Realfrau umzusehen. Einer Frau, die wirklich zu ihm und seinem Leben passt. Alles andere kommt dann wie von selbst, mit etwas Glück sogar die große Liebe. Und das ist dann wirklich ein wahr gewordener Traum.

NOVEMBER 2007

Wer weiß, was er will, kriegt auch, was er will. Wenn du es nur ehrlich willst!

Ja, super! Das hatte ich jetzt davon, dass ich meinen eigenen Willen durchgesetzt hatte. Ich war mit Haut und Haar Schriftsteller und mit allem, was da noch so dazugehörte. Ich wohnte und arbeitete zwischen Umzugskisten in meiner eigenen Bude, in der ich unbedingt einen weißen Boden haben wollte, der so teuer war, dass ich kein Geld mehr hatte, mir eine Küche einzubauen. Meine Kaffeetassen musste ich im Waschbecken vom Bad spülen, und mir ging es termintechnisch langsam nass rein, so dass ich keine Zeit hatte, mich mit Frauen zu verabreden. Meine Trainings ließ ich immer öfter ausfallen, und mir grauste schon gewaltig vor der letzten Aufnahme und dem letzten Kapitel. Zum Traumgewicht fehlten immer noch zu viele Kilos, und mein Glück bei bekannten Frauen schien Urlaub zu machen. Wirklich prima! Da hatte ich mir ja ein schönes Ei gelegt. Genau so hatte ich mir meinen Lebenstraum immer vorgestellt. Haha! Sehr witzig! Alles hatte immer irgendwie Konsequenzen, und wer die Komfortzone seines alten Lebens verlässt, sein Leben ändern möchte, nun, bei dem wird es erst mal ungemütlich, und ich weiß wirklich keinen anderen Weg, als sich auf diese Gefahr einzulassen, dass eben nicht alles glattgeht im Leben.

Mein Gewicht im November: 77,6 kg

Viel fehlt nicht mehr zu meinem Traumgewicht. Jetzt bloß nicht schlappmachen oder gar in alte Muster verfallen! Auch, wenn es stressig wird. Immer schön am Ball bleiben!

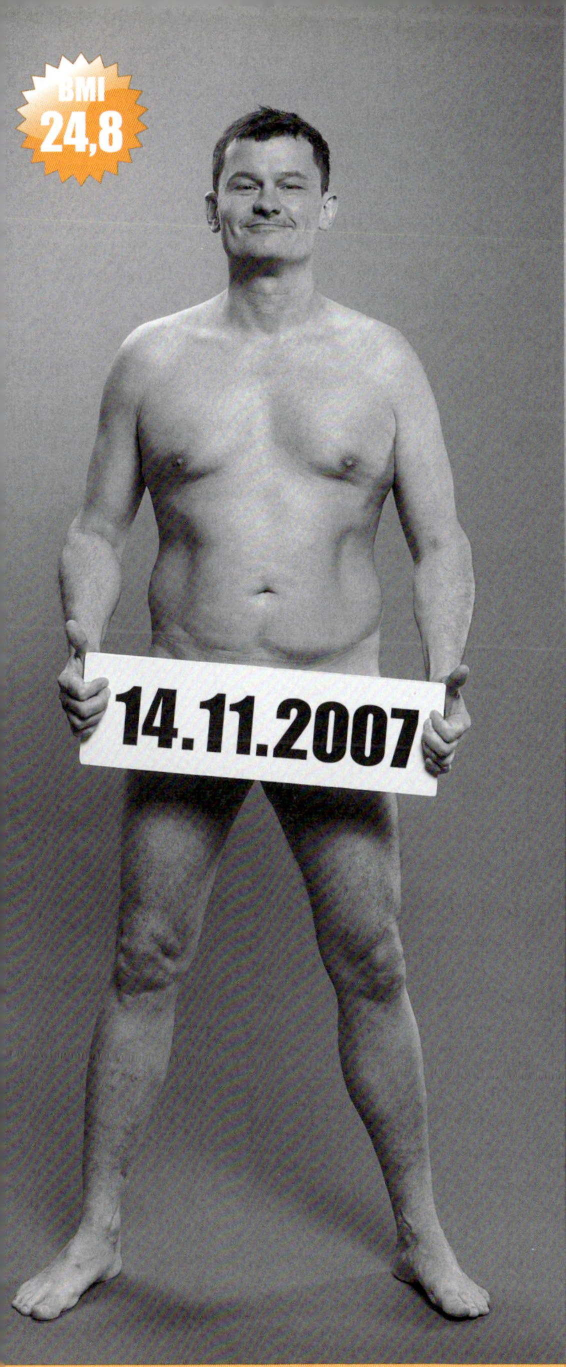
BMI
24,8
14.11.2007

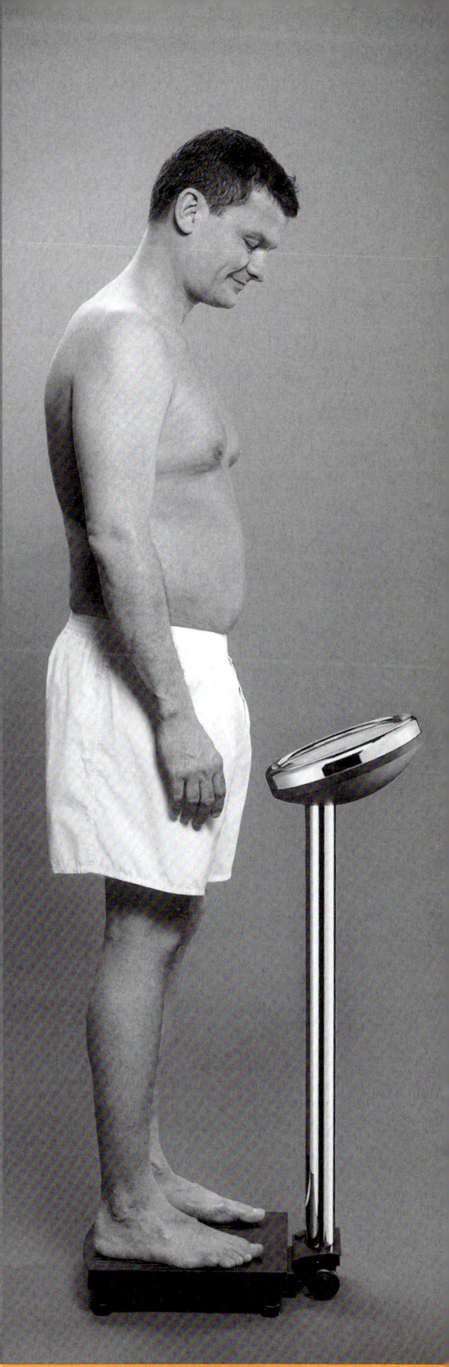

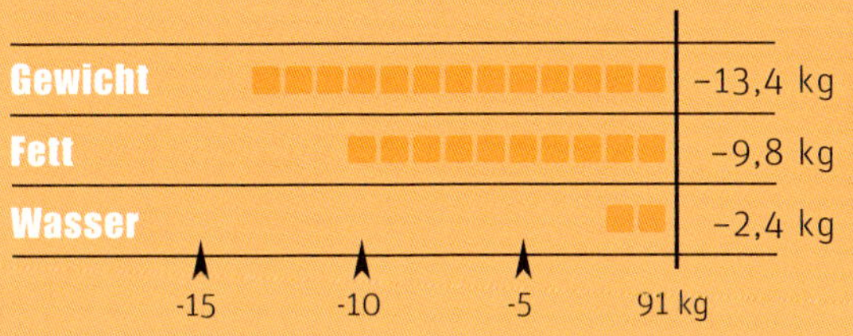
Gewicht
−13,4 kg
Fett
−9,8 kg
Wasser
−2,4 kg
-15
-10
-5
91 kg

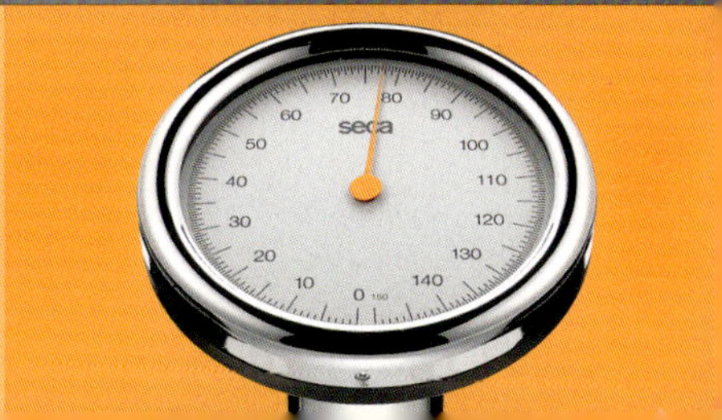
seca

man Opfer bringen muss. Dabei können Probleme aller Art sogar aus heiterem Himmel auftauchen. Wie mein Festplattenabsturz am 26. November, der mir die Leichenblässe ins Gesicht getrieben und ein paar Tage meiner Arbeit vernichtet hatte. Für mich war der Traum vom Schreiben neben jeder Menge Chaos und kleinen bis mittleren Katastrophen vor allem mit sehr viel Zeitaufwand verbunden und in Anbetracht der vielen lukrativen Jobs, die ich deswegen absagen musste, inzwischen auch sehr kostspielig geworden. Aber genau das war mir die ganze Sache auch wert. Es ging schließlich um meine eigenen, ganz persönlichen Träume, Ziele und Wünsche. Meine Zukunft. Und nichts lag mir in den letzten Monaten mehr am Herzen, als die ausgetretenen Pfade für immer zu verlassen und den Grundstein für mein neues Leben zu legen.

Auch der Übergang von der alten WG in die neue Wohnung war extrem anstrengend, wie überhaupt der ganze Monat November. Es stand durch den Wohnungswechsel plötzlich so viel auf meinem Zettel, dass ich nach dem Umzug erst mal gar keine Nerven mehr zum Schreiben hatte. Ich war nur noch froh, in meinen eigenen vier Wänden, die ich zwischendurch noch selber geweißelt hatte, um etwas Geld zu sparen, langsam wieder zu mir kommen zu können. Dadurch, dass ich mir meine Zeit täglich neu einteilen und mir selber Druck machen musste, kam ich öfters völlig aus dem Rhythmus, hatte viele Male die Nacht zum Tag gemacht und total vergessen, Pausen einzulegen. Schreiben war irgendwie anders stressig als mein Job als Werber. Die Erfahrung, routiniert und termingerecht zu schreiben, hatte ich noch nicht, und so holte sich mein Körper selbst die Pausen, die er brauchte, schlief manchmal extrem lange oder verweigerte einfach jegliche Konzentration. Das Ganze mündete schließlich in meiner ersten und hoffentlich letzten Schreibblockade, die sich zum Glück nach einer therapeutischen Sitzung wieder verzogen hatte. Von da an lief es in Sachen

Schreiben wieder besser, vor allen Dingen viel konzentrierter. Doch so anstrengend und unperfekt mir alles erscheinen mochte, mit dem Mike, der ich vor einem Jahr noch war, wollte ich um nichts mehr in der Welt tauschen.

Und sobald ich mich zwischen den einzelnen Etappen meines Buches wieder erholt hatte, konnte ich mich für meinen Weg immer wieder aufs Neue begeistern und fand alles, was ich in den vergangenen Monaten geschafft hatte, ziemlich klasse. Ich freute mich wie ein kleiner Junge, der Weihnachten, Ostern und Geburtstag auf einmal feiern durfte. Und wie einem kleinen, verspielten Jungen fiel es mir sehr oft extrem schwer, ruhig an meinem Schreibtisch sitzen zu bleiben, jetzt, wo ich mehr Lebenslust in mir hatte als in den Jahren vor meiner Afrikareise. Und so schwer mir das Stillsitzen bei meiner fast schon unersättlichen Lebensfreude fiel, blieb mir nichts anderes übrig, als diesen Weg Schritt für Schritt und so konzentriert wie möglich weiterzugehen. Keine Spielereien, kein Schischi, kein Halligalli, kein Firlefanz, nur ich und mein Buch. Tag für Tag. Seite für Seite. Und oft sehnte ich nichts sehnlicher herbei als den Moment, da die letzte Seite geschrieben sein würde. Einfach mal nicht schreiben müssen. Mal wieder ordentlich die Sau rauslassen, einen draufmachen, viele Frauen treffen oder wieder länger verreisen. Aber gut. Die Zeit, die ich für die letzten Passagen brauchen würde, saß ich locker auf einer Pobacke ab. Außerdem interessierte mich selbst schon brennend, wie mein Buch enden würde. Genau diese Neugier war es, die mir immer wieder neue Kraft gab.

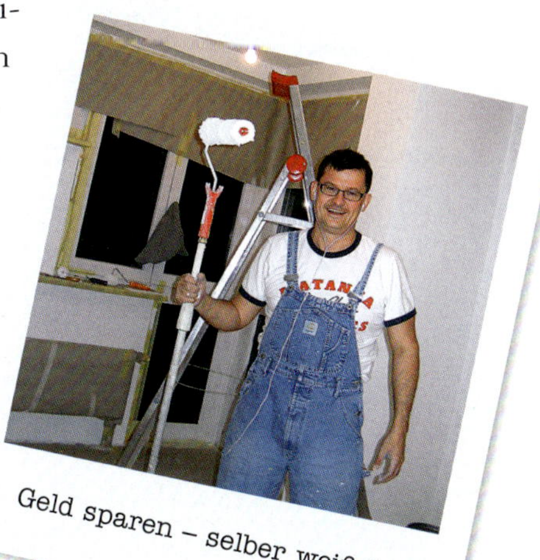

Geld sparen – selber weißeln!

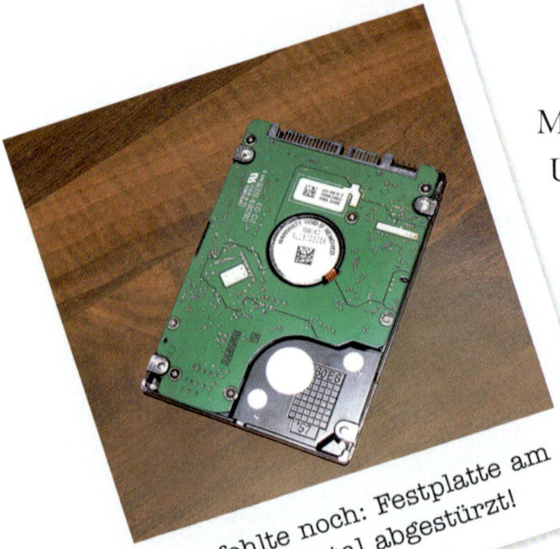

Das fehlte noch: Festplatte am 26.11. total abgestürzt!

Mich von Seite zu Seite trieb. Und meine Gewissheit, genau das zu machen, was ich mir seit meinem 14. Lebensjahr von Herzen erträumt hatte.

Nach allem, was ich bis dato schon für mich erreicht hatte, war der unperfekte Rest in Sachen Wohnung und Finanzen sicher auch noch zu schaffen, selbst wenn die Traumfrau noch immer nicht in Sicht war. Aber ich hatte die Zuversicht, dass sie schon noch auftauchen würde. Vielleicht nicht in Form einer Punktlandung zum 31. Dezember 2007 um 23:59:59 Uhr, aber eine Stunde früher oder 16 Tage später. Hauptsache, sie kam. Und schließlich und endlich ging es mir irgendwo ja auch darum, mein Fett loszukriegen, zufriedener zu werden und meinen Lebenstraum zu verwirklichen. Und so geschafft ich auch war, mir wegen Kohle und Terminen ordentlich die Düse ging, war ich schon lange nicht mehr so zufrieden mit mir und meiner Welt.

Warum sollte das Thema Traumfrau bei mir weniger zäh und aalglatt laufen, nur weil ich mir bald einen meiner größten Träume erfüllt hatte? 12.000.000 Singles in Deutschland? Ich tat mein Bestes, die Zahl wenigstens auf 11.999.998 zu drücken. Zwei mussten ja mal damit anfangen, warum nicht ich und meine Herzallerliebste? Es gab so viele Traumpaare, die sich erst später gefunden hatten. Aber vielen von ihnen schien gemeinsam zu sein, dass sie erst mal alleine erfolgreich und glücklich waren und höchstwahrscheinlich ihren Geliebten oder ihre Geliebte immer dann fanden, wenn ihr Erfolg am allergrößten war. So wie bei Heidi Klum und Seal. Warum ich natürlich schwer hoffte, dass mein Buch ein echter Renner werden und mir noch ein Quentchen mehr an positiver Ausstrahlung zukommen lassen würde, als ich eh schon hatte. Der Rummel um mein Buch würde mich sicher wieder mehr unter Leute bringen, vor allen Dingen unter neue Leute. Ich liebe ja meine Familie und mag meine Kumpels schon sehr, aber etwas Abwechslung in Sachen Freundes- und Bekanntenkreis würde mir sicher nicht schaden, um wieder etwas mehr Veränderung in mein Leben zu bringen.

Ich liebe die Schreiberei, das Spiel mit Worten, Fantasien und Träumereien, aber irgendwoher musste ja neuer Stoff kommen, und ich erinnerte mich dabei an eine ganz wichtige Szene in meinem Leben. Mein Vater war zwar nicht sehr begeistert, als ich ihm eröffnete, dass ich meinen eigenen Weg und in die Werbung gehen wollte, anstatt BWL zu studieren und seinen Betrieb zu übernehmen. Aber meinen Traum von der Schreiberei hatte er immer unterstützt und begeisterte sich für diese Idee ebenso wie ich. So hatte er mir schon weit vor meinem Berufsleben ein schönes Schreibzimmer auf unserem Wochenenddomizil eingerichtet. Oft saß ich da auch mitten im Sommer bei schönstem Wetter an meinem Schreibtisch und schrieb Liebesbriefe oder Tagebuch, philosophierte alleine vor mich hin oder stöberte in Werken, die sich die Dichter früherer Jahrhunderte erdacht hatten. An einem dieser Sommertage öffnete mein Vater kurz die Tür zu meinem Schreibzimmer, sah mich bestimmt an und sprach jene magischen Worte, die mich von da an in die Welt schickten: »Bua, wennst schreim wuist, muast naus geh und was erlebn!« Und ohne weitere Erläuterungen schloss er die Tür zu meiner Denkerstube und ich das Heft, in das ich gerade geschrieben hatte, um in den darauffolgenden 30 Jahren jede Menge Geschichten zu erleben. Danke dafür, Papa! Und ich glaube, der gleiche Antrieb, der Wink meines Vaters mit dem Zaunpfahl, hat mich nach Afrika gebracht, zu meinem ersten Buch, und insofern meine beauftragten Superengel, meine

Meine Stimmung im November:

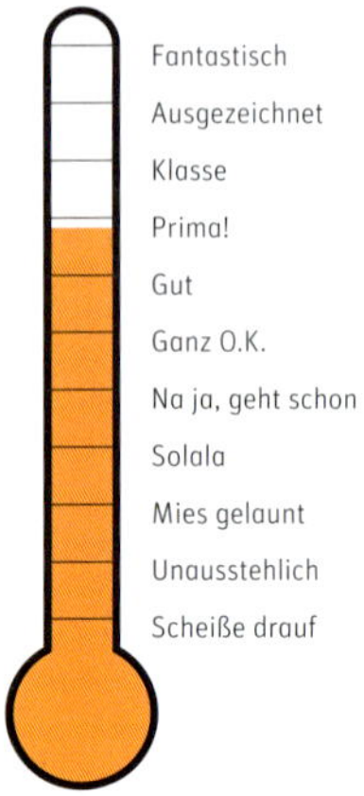

himmlische Star-Allianz das Projekt unterstützten, auch zur Liebe meines Lebens. Wie gerne wäre ich auch diesmal einfach von meinem Schreibtisch aufgesprungen und hinaus in die Welt gegangen. Nur diesmal musste ich weiter schreiben. Mein Werk vollenden und dem Ruf nach romantischen Abenteuern erst etwas später folgen.

Und genau das war es, was ich von Herzen wollte: Romantik, Romantik und Romantik. Denn mit Vernunft und Verstand betrachtet gab es jede Menge Frauen, die für mich in Frage gekommen wären, und trotz meiner mittlerweile realistischeren Ansprüche an eine Frau für mein Leben, Vorstellungen, die mir den Blick für die vielen Schönheiten um mich herum und in meinem ganz normalen Leben geöffnet hatten, ohne Liebe würde es nicht funktionieren. Für eine Beziehung, ob sie nun acht Monate, acht Jahre oder mit sehr viel Glück, ein Leben lang dauern würde, gab es in meinen Augen kein besseres Startkapital, als verliebt zu sein. Was ja meist darauf beruhte, dass man(n) der Frau und Frau dem Mann so gefiel, dass für beide plötzlich nichts mehr wichtiger war, als jede Minute miteinander zu verbringen. Und nachdem die rosarote Brille ihren Glanz verloren hatte, war es gut für ein Paar, viele Erlebnisse, gemeinsame Interessen und Aufgaben miteinander teilen zu können, um sich nicht nur von Tag zu Tag mehr zu lieben, sondern sich aneinander zu reiben, manchmal in liebevoller Absicht zu streiten, weil ein Paar damit aneinander und miteinander wachsen konnte. So konnte sich in meinen Augen eine Beziehung im klassischen Sinne positiv erfüllen. Sich so als Paar zusammenzuschweißen hatte eine große Zukunftschance für beide.

Wie es aussah, hatte ich schon ganz realistische Vorstellungen von Zweisamkeit und Partnerschaft und auch die Bereitschaft, mein Möglichstes dafür zu tun. Nicht, dass ich meine steigenden Chancen bei der Damenwelt nicht gerne austesten wollte, und das höchstwahrscheinlich auch tun werde. Nur langsam wurde mir klar: Im Bett würde ich die Frau für mein Leben wohl nicht treffen, weil es eine Herzensgeschichte sein sollte. Und ich wünschte mir doch tatsächlich, dass wir uns erst ineinander verlieben, um dann vor lauter Ungeduld in der Kiste zu landen und wie wild übereinander herzufallen. Und auch, wenn es mir scheinbar wieder nur um das Eine ging, war ich diesmal viel mehr mit dem Herzen dabei. Ich wünschte mir von ganzem Herzen das nächste Mal mit einer Frau zu schlafen, die ich wirklich liebte. Und sie mich. Ich wollte Liebe machen!

Tja, und wenn es um die Liebe geht, das Verliebtsein, das Sichverlieben, gab es einfach kein Patentrezept. Ich für meinen Teil habe nur festgestellt, dass es nicht schadete, etwas für sich zu tun, wie Phoenix aus der Asche aus einem unbefriedigenden Leben emporzusteigen in ein spannenderes, vielleicht weniger perfektes und etwas gefährlicheres Leben. Von Traumfrauen zu träumen, sich das Unerreichbare vorzustellen und in Fantasiewelten zu leben, war ein guter Schutz vor Verletzungen aller Art. Im echten Leben konnte man(n) eben verletzt werden, wenn man(n) sich verliebte. Man(n) konnte Geld und Sicherheit für eine große Idee riskieren. Man(n) konnte aber auch ganz ungefährlich 16 Kilo abnehmen, umziehen, sich ein kleines eigenes Reich schaffen und sein Singledasein für etwas Schöneres an den Nagel hängen. Wenn man(n) es ehrlich und von Herzen wollte. Und ich wünschte mir von Herzen eine Freundin. Jetzt blieb nur noch die Frage, wie ich mich selbst in dem Glauben bestärken konnte, dass sie auch wirklich kommen würde und mein himmlisches Kompetenz-Team erfolgreich sein würde.

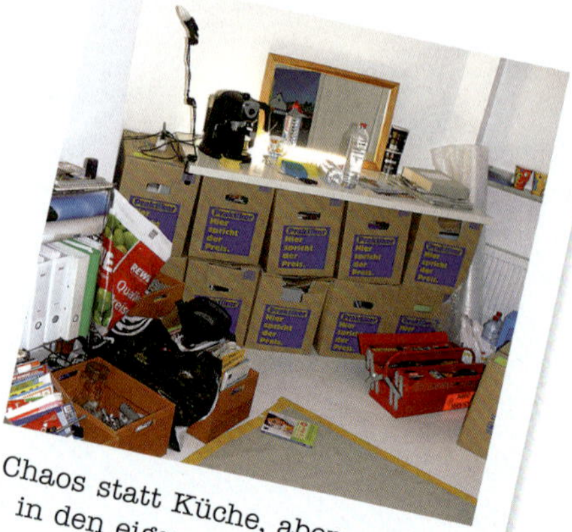

Chaos statt Küche, aber endlich in den eigenen vier Wänden.

Und in meinem Bemühen um wahre Liebe und die einzig Richtige stieß ich glücklicherweise auf die Suggestionsformel eines Altmeisters des positiven Denkens: Dr. Joseph Murphy. Sein Buch »Die Macht Ihres Unterbewusstseins« hatte sich seit den frühen 60ern des letzten Jahrhunderts bis heute mehrere Millionen Mal verkauft.

Dieser Bestseller begleitete mich schon seit Jahren, und einige der darin enthaltenen geistigen Gesetze und Suggestionen haben mir z.B. sehr dabei geholfen, meine Alkohol- und Nikotinsucht zu überwinden. Warum sollten mir jene Gesetze nicht auch bei der Erfüllung meines Herzenswunsches nach der Frau für mein Leben behilflich sein? Und im Zusammenhang mit meinem Buch war der Anlass nie passender, mal wieder bei Dr. Murphy reinzuschauen.

Dabei stieß ich auf Zeilen, Gedanken und Vorstellungen, die all das enthielten, was ich mir für mich, aber auch für meine Frau herbeisehnte. Denn neben allen Äußerlichkeiten, die bei der Partnerwahl auch in Zukunft eine große Rolle für mich spielen werden, musste es mehr geben, damit wir eine Chance haben würden, ein paar Jahre, noch lieber viele Jahre gemeinsamen Weges zu beschreiten. Und hier die Gedanken, die alles einschließen, was mir während der Arbeit an meinem Buch immer wichtiger geworden ist:

»Ich spüre, wie sich mir die Frau zuwendet, die mich in schönster und vollkommenster Harmonie ergänzt. Zwischen uns wird ein inniges Band geschlungen, und unsere gegenseitige Zuneigung wird zum Gefäß göttlicher Liebe. Ich weiß, ich kann dieser Frau Herzenswärme, Frieden, Glück und Freude schenken. Ich kann das Leben dieser Frau mit allem Schönen erfüllen. Ich sehe sie vor mir. Sie weist folgende Eigenschaften und Vorzüge auf: Sie ist sensibel, gütig, treu, wahr und innig. Sie ist harmonisch, friedvoll und glücklich. Wir fühlen uns unwiderstehlich zueinander hingezogen. Wir werden in Liebe, Wahrheit und Schönheit miteinander leben. Mir wird die ideale Lebenspartnerin zuteil.«

Ist das nicht romantisch? Irgendwie kitschig und wie aus einer anderen Zeit. Auch wenn es mir keiner glauben mag, auf solche Schnulzen fuhr ich voll ab. Ich stand genau auf solche Geschichten, Worte und Gedanken. Und so oder ähnlich stellte ich mir sie und das zwischen uns beiden vor. Und ganz gewiss hatte ich diese Chancen und Gelegenheiten schon in meinem Leben gehabt, nur damals steckte ich viel zu sehr in jenem Dilemma, das bei mir Fett und Unzufriedenheit wachsen ließ, aber dabei mein Herz für die Liebe verschloss. Was medizinisch betrachtet auch eine gewisse Wahrheit in sich birgt, weil Verfettung zu Gefäßverengungen führen kann. So gesehen könnte ich glatt die Vermutung anstellen, dass gesunde Menschen, mit einem gesunden Körper, einem gesunden Verhältnis zu sich selbst auch gesund für Zweisamkeit und Liebe sind. Zu obiger Suggestion von Dr. Joseph Murphy, sei gesagt, dass man(n) gut daran tut – soll sich der Frauentraum erfüllen –, am besten abends vor dem Einschlafen wie in einer Art Gebet und sehr gefühlvoll diese Zeilen auszusprechen oder sich zu denken. Man(n) kann die Inhalte natürlich auch verändern. Ich für meinen Teil habe obige Zeilen auf eine orangefarbige Karte geschrieben, die auf meinem Nachtkästchen liegt, und lese diese Zeilen jede Nacht vor dem Einschlafen wie mein Lieblingsmärchen wieder und wieder.

Lebe deinen Traum

Was haben Hasso Plattner, Karl Lagerfeld und Arnold Schwarzenegger gemeinsam? Sie haben ihren Traum verwirklicht. Der eine gründete vor über 30 Jahren mit vier Kollegen SAP und baute die Firma zu einem Weltkonzern mit fast 36.000 Mitarbeitern aus. Der Zweite ging mit 14 Jahren nach Paris, um in den folgenden Jahrzehnten einer der berühmtesten Designer des Jahrhunderts zu werden. Der Dritte entwickelte sich vom Mister Universum zu einem der erfolgreichsten Action-Darsteller Amerikas und wurde schließlich zum 38. Gouverneur von Kalifornien gewählt.

Beruflicher Erfolg lässt sich nicht erzwingen, aber wer weiß, was er will, kriegt auch, was er will. Wichtige persönliche Ingredienzien:

- unbedingter Wille, Großes zu schaffen,
- Selbstvertrauen,
- Talent,
- Risikobereitschaft,
- Mut,
- Ideen,
- Lust auf Eigenverantwortung.

Natürlich gibt es immer wieder wilde Lebensläufe, die ganz nach oben führen, aber das sind eher die Ausnahmen. Wer sich über seine beruflichen Ziele im Klaren ist, sollte überlegen, welche Schritte dahin führen. Das Motto lautet: »Mach das, was du wirklich gut und mit Hingabe machen kannst – dann kommt der Erfolg von selbst.« Wertvolle Informationen z. B. für den Sprung in die Selbständigkeit gibt es hier:

- www.bmwi.de
- www.existenzgruender.de
- www.ebs-gruendertest.de

In allem, was wir vom Leben wollen, uns im Leben auswählen, die Gegend, in der wir wohnen, die Klamotten, die wir tragen, die Autos, die wir fahren, machen wir uns meistens eine Menge Gedanken darüber, wie das Objekt unserer Begierde sein soll. Ich nehme als Beispiel mein jetziges Auto und das, das ich in Zukunft fahren will. Mein alter 924er hat einen guten Job gemacht, ist vielleicht noch cool, um einmal bei einer Youngtimer-Rallye wie der Creme 21 mitzufahren, aber für mein neues Leben einfach nicht mehr komfortabel genug. Für viele ist irgendwie klar: Ich will unbedingt den neuen Porsche Cayman, wenn ich die Kohle dazu habe. Bei mir war das auch ein Gedanke, aber die Extrakohle, die ich irgendwann mal habe, würde ich erst in die Wohnung stecken oder zinsbringend zur Seite legen. Schon mein 924er verschlang jede Menge Geld und Benzin, und dabei hatte ich einen befreundeten Mechaniker, der sicher etwas günstiger war als die nächste Porsche-Werkstatt.

Was gab es also noch für mich? Nun, ich könnte mein Motorrad aufgeben und mir statt zwei Fahrzeugen ein ordentliches Cabriolet zulegen. Ein Mazda MX5 wäre mir zu klein, ein Boxter signalisierte irgendwie, dass die Kohle zum 911er fehlte, das Audi A4 Cabrio fand ich sehr elegant und das BMW Z4 Cabrio recht sportlich, auch gefiel mir da die lange Schnauze. Nur waren die jetzt wirklich günstiger im Unterhalt als ein 911er? Und wollte ich wirklich das Motorradfahren aufgeben? Wollte ich mir nicht noch ein paar neue Klamotten leisten? Gab es vielleicht gute Leasingangebote? Wie viel könnte ich anzahlen? Ich wollte doch auch wieder einmal nach Kapstadt fliegen! Welche Farbe sollte mein neuer Wagen haben und war helles Leder bei einem Cabrio nicht besser, weil sich meine Liebste auf dunklem Leder im Sommer ihren süßen Po verbrennen würde, wenn mein neuer Wagen zu lange offen in der Sonne gestanden war? Wie viel PS würde ich nehmen und welche Felgen sahen am coolsten aus? Sollte die Stereoanlage serienmäßig sein, oder würde ich mir von einem Experten noch ein paar Endstufen und ein zwei Bässe unter den Beifahrersitz bauen lassen, damit die »Good Vibrations« von Barry White meine Liebste nicht nur in den Ohren treffen, sondern sie auch zwischen den beiden großen Zehen ordentlich durchkitzeln würden? Sollte ich unbedingt einen Automatic nehmen, der nicht ganz so sportlich war, aber mir, während der Fahrt mit meinem Schatz zum Gardasee, die rechte Hand immer frei ließ, um ihr bei 220 km/h und offenem Dach auf der Autobahn dabei behilflich sein zu können, ihr flatterndes Kleidchen in Zaum zu halten? Hm, Fragen über Fragen. Und welches Auto ich mir zulegen würde, wusste ich immer noch nicht. Und jetzt war ein Auto zwar ein kompliziertes technisches Meisterwerk, aber unvergleichbar einfacher auszuwählen als die Frau für mein Leben. Und den Wagen, würde er mir nach einer kurzen Probefahrt nicht zusagen, musste ich ja nicht nehmen. Und wenn ich meine neue Karre genommen hätte und nach dem ersten gemeinsamen Sommer unzufrieden war, konnte ich sie bedenkenlos verkaufen, ohne dass sie eine Kühlwasserträne darüber vergießen würde.

So einfach war das mit Autos. So schwer war das mit Frauen. Da ging es um Gefühle, nicht um die passende Innenausstattung, es ging um Herzklopfen und nicht um PS unter der Haube, es ging um die vielen gemeinsamen Erinnerungen. Ein Auto ist ein Gegenstand ohne Gefühle. Er konnte in uns Männern sehr viel Emotion wecken. Mit 300 PS unter dem Hintern auf der Autobahn in null Komma nix auf 250 hochzubeschleunigen kam irgendwie, wenn auch nicht wirklich, einem Orgasmus gleich, aber am Ende war es halt nur ein Ding, an dem Mann, wenn es nicht mehr sauber lief, sogar bedenkenlos andere Männer rumfummeln ließ. Hauptsache, die Karre lief danach wieder rund und tat ihre Dienste.

Ich konnte also noch so viele Playboys wälzen, mir nach Fertigstellung meines Buches die Nächte in einschlägigen Clubs um die Ohren hauen oder eine Afterwork-Party nach der anderen nach der Frau mit dem passenden Fahrgestell abklappern, wenn ich nur das Äußere im Visier hatte, würde ich jedes Mal an der wahren Liebe mit 400 Sachen vorbeirauschen. Und so schwer mir das auch am Anfang fiel, ich musste lernen, auf mein Herz zu hören. Das wusste ganz genau, was es wollte, ließ sich nicht von getunten Teilen blenden, sondern barg eine Gewissheit in sich, die mich wie durch Magie und Zauberhand so oder so zur Richtigen führen würde. Mein Herz hatte sogar, wenn ich nur daran glaubte, die Macht, sie mir frei Haus zu liefern. Theoretisch könnte ich hier in meinem Zimmer warten, bis es an der Tür klingelt und sie plötzlich vor mir stehen würde. Nur ganz so weit reichte mein Glauben einfach noch nicht.

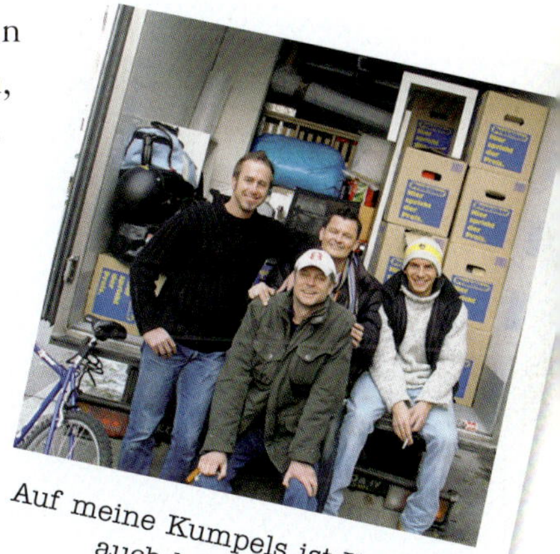

Auf meine Kumpels ist Verlass, auch beim Umzug.

Bei meiner Wohnung, in die ich dann am 17. November dank meiner Kumpels in zwei Stunden und 20 Minuten ratzfatz umgezogen war, verhielt es sich ähnlich. Ich hatte zwar Laut gegeben, dass ich eine Wohnung suchen würde, so dass jeder Bescheid wusste, aber es war keineswegs so, dass ich sie wirklich aktiv gesucht hätte, viel mehr hatte sie mich gefunden. Und ich hatte sie mir seit Monaten sehnlich und von Herzen gewünscht. Sie war sicher nicht perfekt in allen Belangen, aber perfekt für mich, mein Leben, meine Bedürfnisse und meine Wünsche. Sie war meine Traumwohnung, und wenn ich jetzt hier saß und schrieb, konnte ich mit Gewissheit sagen, dass ich mich pudelwohl fühlte, auch wenn noch immer Kisten herumstanden, wo eine Küche sein sollte, im Schlafzimmer noch ein schicker Kleiderschrank fehlte und meine sündhaft teure Ledercouch, die ich leider abstottern muss, mit drei Wochen Verspätung kommen würde. Und das, was ich hier und jetzt spürte, hatte ich Wochen vorher schon im Herzen gehabt. So konnte sie mich finden, meine Wohnung. Ein Herzenswunsch hatte sich in meiner echten Welt verwirklicht. So funktionierte das!

Und egal, was ich mir im Leben ersehne, wirklich völlig egal was, ich konnte mich im Vorfeld mit allen Sinnen darauf einlassen, nachdenken, träumen, und wenn ich es dann noch schaffte, am Ende jede Ratio auszuschalten und wie ein kleiner Junge daran glaubte, dass das, was ich mir von Herzen wünsche, beinahe wie von selbst in mein Leben tritt, dann würde es das auch tun. Das funktionierte mit allem im Leben. Ob es darum ging, einen neuen Job zu finden, vielleicht eine Werbeagentur zu gründen, Millionär zu sein oder Bestsellerautor oder beides, eine Familie zu gründen, noch einmal zu heiraten oder mit dem Motorrad um die Welt zu fahren, ein Haus zu bauen oder eine Insel zu kaufen, Gesundheit zu erlangen, Abenteuer zu erleben, frei von Drogen zu werden, sich selbständig zu machen, in einem anderen Land zu leben, ein paar Kilo abzunehmen, ein Buch zu schreiben oder die Frau für mein Leben zu treffen. Egal, was es sein würde, ich musste es ehrlich, ehrlich, ganz ehrlich wollen. Von ganzem Herzen eben! Am 28. November 2007, zwei Tage nach dem verhängnisvollen Absturz meiner Festplatte, landete die Programmvorschau meines Verlages in meinem Briefkasten. Darin wurde mein Buch auf zwei Doppelseiten mit allen Werbemaßnahmen gegenüber dem Buchhandel angekündigt. Holla, die Waldfee! War ich stolz und ergriffen. Schade, dass mein Vater das

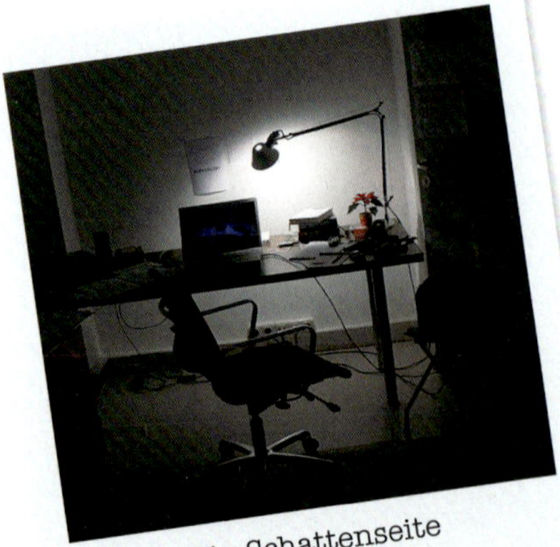

Die Schattenseite der Schreiberei.

nicht mehr erleben konnte. Der lange Weg und die viele Mühe hatten sich jetzt schon gelohnt. Gar nicht auszudenken, was mich noch alles erwarten würde, wenn mein Verlag die bundesweite Kampagne für mein Buch starten würde. Der fette Mike von früher auf Litfaßsäulen und Infoscreens. Ich lachte mich jetzt schon scheckig, setzte mich an den Schreibtisch und ging wieder hochmotiviert an meine Arbeit.

So werden Ihre Träume wahr

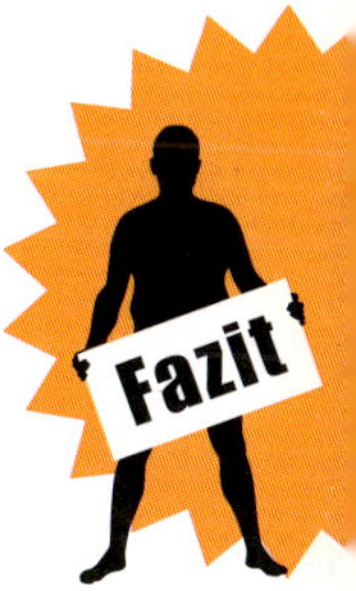

Jeder Lebenstraum, jedes Ziel hat seinen Preis und fordert bis zu seiner Verwirklichung vollen Einsatz und die Kraft und Ausdauer, auch Widerstände aller Art zu überwinden. Doch nichts ist lohnender, als an den eigenen Zielen, Wünschen und Träumen zu arbeiten. Selbstverwirklichung ist das Beste, was man(n) machen kann. Und desto mehr diese Wünsche von Herzen kommen, umso eher haben sie auch die Kraft und die Chance, sich zu verwirklichen.

DEZEMBER 2007

Bauch weg – Frau da? Eine neue Liebe ist wie ein neues Leben.

Wow! Das war ein Jahr! Und wenn es jetzt noch jemanden gibt, der keine Idee hat, wie er ein paar Kilo abnehmen kann, dann hat er nicht aufgepasst oder mein Buch noch nicht gelesen. Ach ja, lesen. Ich würde auch gern mal wieder ein Buch lesen, am besten eins, wie man(n) Frauen einfallsreicher verführt oder schnell und effizient kennenlernt. Oder ein Buch über Zeitmanagement. Wobei, diese Bücher hatte ich ja schon. Hm, das Beste wär echt, wenn ich mich auch um diese Geschichten selbst kümmern würde. So, wie um meine Gesundheit, meine Ernährung und meinen dahingeschmolzenen Bauch.

Denn im Abnehmen war ich ja inzwischen zu meinem ganz persönlichen Supercoach, Fitnessguru und Gesundheitspapst geworden und hatte fast ganz alleine herausgefunden, wie das funktioniert. 16 Kilo leichter in einem Jahr? Wie cool war das denn? Und so schön realistisch! Okay. Ohne mein Zauberpulver wäre ich gar nicht richtig in die Gänge gekommen, dafür nahm ich es aber nur noch ab und an, wenn ich mal über die Stränge geschlagen hatte und ein paar Pfunde etwas schneller als mit Training loswerden wollte. Ups, trainieren? Ich wusste, ich hab was vergessen. Zugegeben, mit Sport hatte ich echt ge-

Mein Gewicht im Dezember: 74,8 kg

Das ist ja wie Weihnachten: Insgesamt über 16 kg weniger Gewicht. Satte 12,7 kg davon sind pures Fett. Nur ins Training muss ich wieder, damit die Muckis nicht weniger werden.

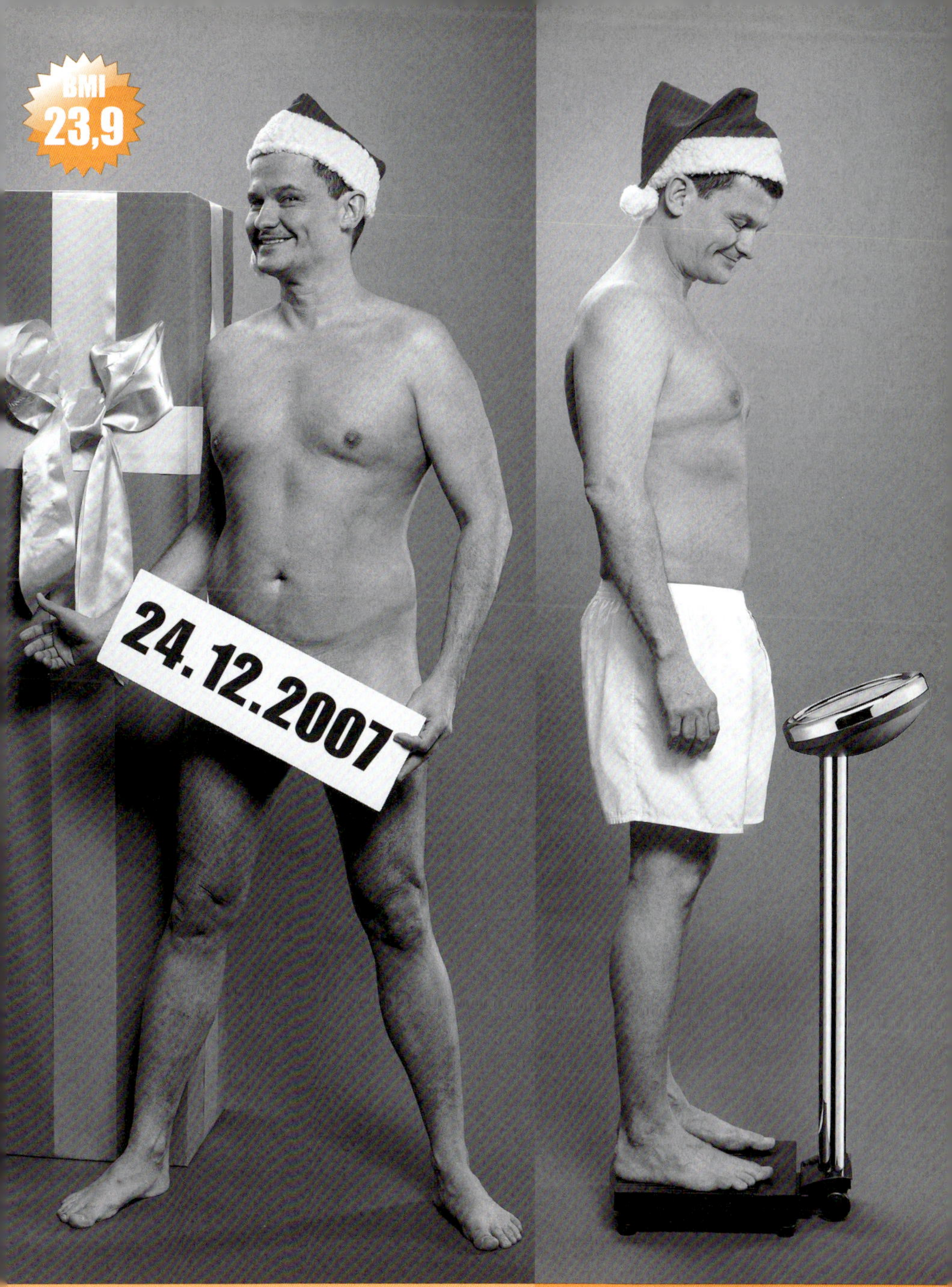
BMI
23,9
24.12.2007

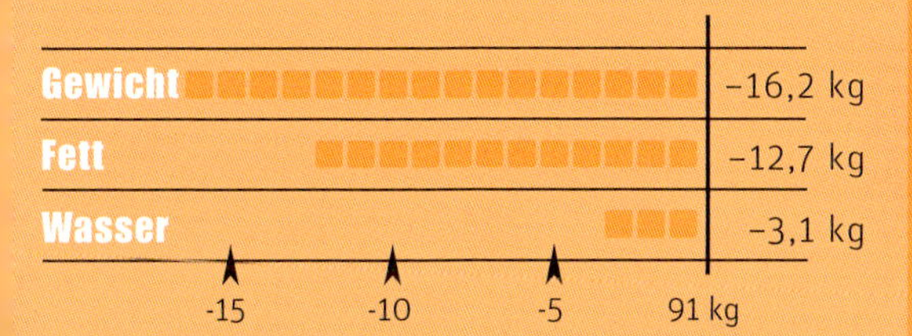
Gewicht −16,2 kg
Fett −12,7 kg
Wasser −3,1 kg
-15
-10
-5
91 kg

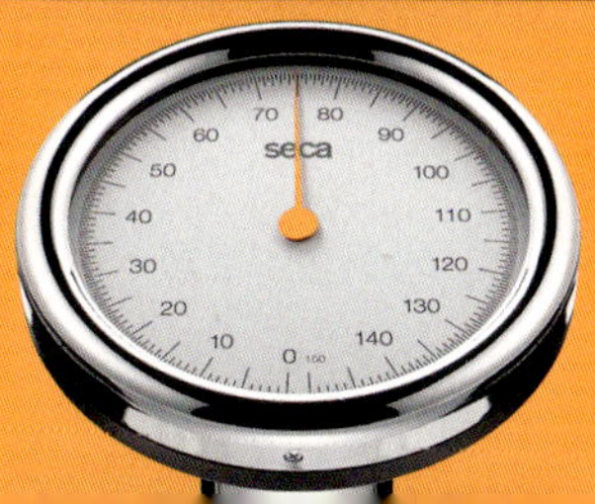
seca

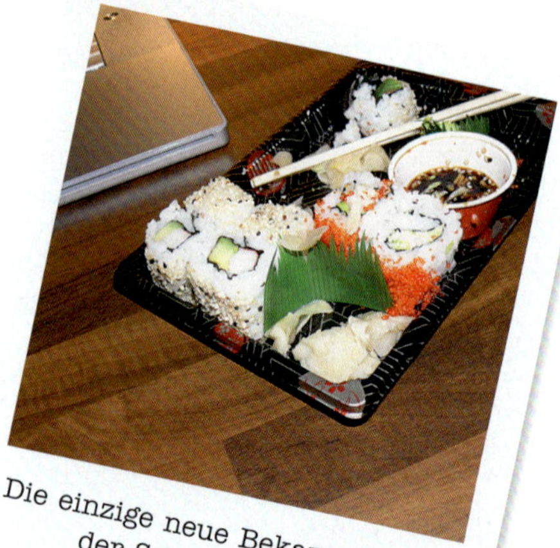

Die einzige neue Bekanntschaft: der Sushi-Lieferant?

schludert in letzter Zeit, was sehr an meiner Schreibpanik lag. Denn was die Schreiberei anging, hatte ich noch einiges zu lernen. Das heißt, ich konnte einfach nicht auf Befehl meine Geschichten runterreißen. Tagebuch schreiben war eine Sache, ein Buch zu verfassen eine andere. Ich hatte Kapitel, die locker von der Hand gingen, und andere, die mich extrem viel Überwindung kosteten, wie z. B. das Kapitel über Bewegung. Und das Kapitel mit meiner Oma trieb mir die Tränen in die Augen, weil es nicht leicht ist, über die guten alten Zeiten zu schreiben, wenn man selbst Teil dieser Geschichte war und wusste, welch dramatisches und schnelles Ende diese Zeiten genommen hatten. Und nach jedem fertiggestellten Kapitel ging es mir so, als ob ich ein mehrtägiges Zirkeltraining hinter mich gebracht hätte. Das war auf der einen Seite extrem anstrengend, auf der anderen Seite schien es mir von Kapitel zu Kapitel besser zu gehen, und ich fühlte mich von innen heraus richtig gut. So, als ob man einen Keller ausmistet, wegwirft, was man nicht mehr braucht, die besten Stücke behält und völlig neu geordnet in eine neue Zukunft startet. Zudem hatte ich das Gefühl, dass sich durch diesen Prozess auch meine Beziehungen zu meinem Umfeld deutlich verbessert hatten und plötzlich wesentlich mehr liebevolle Menschen um mich herum waren als früher. Mein Buch war einerseits das aufwendigste Projekt, das ich mir bisher in meinem Leben aufgehalst hatte, aber andererseits auch das Beste, was ich für meine persönliche Weiterentwicklung tun konnte. Und dabei ging es um weit mehr als meine 16 Kilo Übergewicht oder meine inzwischen ausgezeichnete

Zufriedenheit darüber, mich mit meinem Buch auf die für mich schönste Art selbstverwirklicht zu haben. Von der Wahrheit, dass ich fett, unzufrieden und allein war, bis zur Wirklichkeit dieser Zeile, die Sie gerade lesen, war es ein sehr weiter Weg. Fast so weit wie ein Spaziergang vom Tsitsikamma Nationalpark in Südafrika bis zum Englischen Garten in München. Aber dieser Weg war machbar. Und wenn er das für mich war, warum nicht auch für jeden anderen Übergewichtigen, der selbstbewusst und eigenverantwortlich den ersten Schritt machte? Ich hoffe an dieser Stelle sehr, ausreichend Inspiration niedergeschrieben zu haben. Damit wirklich jeder Übergewichtige seinen ganz persönlichen Weg zu seinem Traumgewicht findet, wenn er das ehrlichen Herzens will.

Die für mich wichtigste Entwicklung während meines Buchprojekts aber war, dass ich mit meinen Pfunden auch eine ganze Menge übersteigerter Erwartungen an mich und meine Zukünftige abgelegt hatte und weniger machohafte, sehr viel liebevollere und eher vom Herzen geprägte Erwartungen an die Frau für mein Leben hatte, als damals auf der Veranda des Forest Ferns. In meinem sehr von sexuellen Sehnsüchten geprägten Liebesleben gab es mehr und mehr lichte Momente, in denen ich in einer Frau viel mehr sehen konnte als eine Gespielin fürs Bett und mir noch andere Eigenschaften von ihr wünschte als eine tolle Liebhaberin zu sein, so wichtig das für mich auch in Zukunft sein wird. Und ich glaube, dass diese Wandlung bei meinen Arbeiten an Kapitel 10 stattgefunden hatte. Bei der Auseinandersetzung mit diesem Kapitel über Traumfrauen habe ich zwei Tage lang die schönsten Frauen der Welt im Internet recherchiert. Die schönsten Models der Welt, die aufregendsten Schauspielerinnen der Welt, die glamourösesten Sängerinnen der Welt und all die blutjungen, unzählbaren, unbekannten Schönheiten, die weltweit an Schönheitswettbewerben aller Art teilgenommen und es von da manchmal in den Playboy geschafft hatten. Die Recherche war Folter pur und viel zu viel des Guten. Das schmeckte wie fünf Tafeln Schokolade oder eine mehrstöckige Marzipantorte, die man auf einmal und in null Komma nix verschlungen hatte. Nach so viel Schokolade und Marzipan war mir irgendwie flau im Magen, und ich sehnte mich plötzlich viel mehr nach einer Wurstsemmel mit saurer Gurke drauf. Nicht, dass alle Schönheiten dieser Welt nach Schokolade oder Marzipan schmeckten und Wurstsemmel gerade das passende Kosewort für meine Zukünftige wäre, aber irgendwo da lag in Sachen Lebensgefährtin meine Wahrheit. Eine wunderschöne, stinknormale Wurstsemmel, die ab und zu mal nach Marzipan oder Schokolade schmeckte, die wünschte ich mir. Und mit dem richtigen Appetit schmeckt so eine Semmel tausendmal besser als immer nur Schokolade oder Marzipantorte. Kurz: Meine Ansprüche an die Traumfrau waren bedeutend realistischer geworden, womit auch meine Chancen, sie zu treffen, gewaltig angestiegen waren.

Und vielleicht hatte ja der Metzger ums Eck eine hübsche Tochter, die noch zu vernaschen – ups – für ein Leben an meiner Seite zu haben war. Und so sehr ich Sex liebe, kam wahrscheinlich mit den herzerweichenden Eindrücken, die ich auf der Hochzeit meines ehemaligen Kollegen gesammelt hatte, auch meiner Lieblingsbeschäftigung eine andere Bedeutung zu als die der reinen Befriedigung von Lust – die Weitergabe von Leben eben. Das wissen wir alle, und dazu musste Mike Kroiss kein Buch schreiben. Aber Kinder in die Welt zu setzen kam für mich so gut wie nie in Frage, und plötzlich erinnerte ich mich an meine sehr jungen Jahre, als ich so verliebt war, dass ich mir von meiner damaligen Freundin ernsthaft gewünscht hatte gemeinsam Kinder zu haben. Wegen unserer kurzen Liebesgeschichte war es natürlich nie dazu gekommen. Erst jetzt, Jahrzehnte später, konnte ich mir das wieder vorstellen, vorausgesetzt ich würde die Richtige finden. Warum die passende Frau für mich eben Ende 20, Anfang 30 sein sollte. Und in Anbetracht dieser Vision, meine genialen Gene eines Tages weiterzugeben, kam der Wahl meiner Zukünftigen eine noch bedeutendere Rolle zu. Und ich hatte das jahrzehntelang einfach ausgeblendet. Plötzlich bekam das alles eine ganz andere Dimension, über die ich mir nie wirklich Gedanken gemacht hatte. Und ehrlich gesagt, mit dem Kindermachen hatte ich es selbst mit meinen 43 Lenzen nicht richtig eilig. Wie auch. Denn so nah ich meiner Traumfrau vielleicht in Gedanken und von Herzen schon gekommen war, real getroffen hatte ich sie noch immer nicht. Auch mein Kompetenz-Team im Himmel hatte schon seit Tagen nichts mehr in Sachen »Die Frau für Mikes Leben« hören lassen.

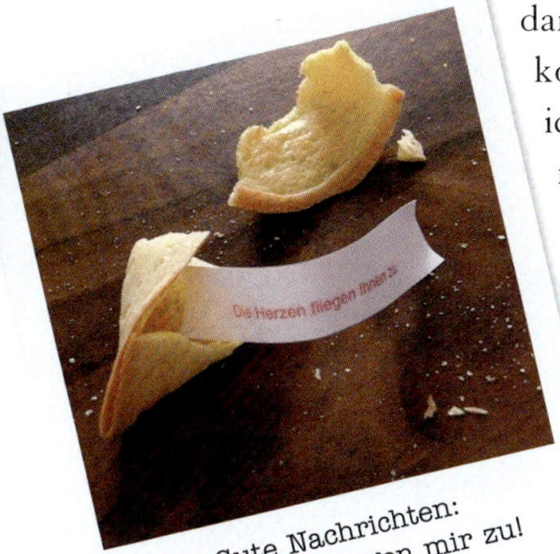

Gute Nachrichten:
Die Herzen fliegen mir zu!

Dafür hatte einer meiner Kumpels zum Glück noch eine Überraschung für mich parat. »Mike, halte dir diesen Abend da auf alle Fälle frei. Ich gebe dir kurz vorher noch Bescheid. Ab 18 Uhr 30 solltest du Zeit haben.« »Alles klar, super, dann komm ich endlich mal aus meiner Bude raus«, hatte ich geantwortet. Das passte prima, denn an diesem Tag hatte ich meine letzte große Buchbesprechung im Verlag, bevor es im neuen Jahr mit der Feinarbeit weitergehen würde. Das war ein guter Ausblick und so etwas wie eine kleine Abschlussbelohnung, auf die ich mich schon sehr freute. Denn in letzter Zeit war der Sushi-Lieferant die einzige neue Bekanntschaft, die ich gemacht hatte, und seine Glückskekse die einzigen Überraschungen, die damals auf mich warteten. Auf einem der Glückskekszettel stand sogar »Die Herzen fliegen Ihnen zu«, was mir ein fettes Grinsen ins Gesicht zauberte. Ich stellte mir verträumt vor, wie das werden würde. Kleine, zaghafte Träumereien am Abgrund von einsamen Nächten, strammen Zeitplänen und vielen fehlenden Seiten.

Nur, bis zu besagtem Tag war noch etwas Zeit, und ich hatte schon Beulen auf dem Kopf von den vielen Malen, an denen mir die Decke auf den Kopf gefallen war. Ich lebte in einer Millionenstadt, einer der schönsten Metropolen dieser Welt mit Freizeitangeboten, die ihresgleichen suchten, und mein ganzes Leben spielte sich auf den wenigen Quadratmetern meiner neuen Wohnung ab. Ich sehnte immer häufiger den Tag herbei, da die letzte Zeile geschrieben war und ich mich wieder mit gutem Gewissen ins echte Leben stürzen konnte. Und wahrscheinlich würde ich mich auch wieder von Werbeagenturen anheuern lassen, um wieder mal andere Nasen zu sehen außer der in meinem Spiegel oder der Nase, die mir abends immer Sushi brachte.

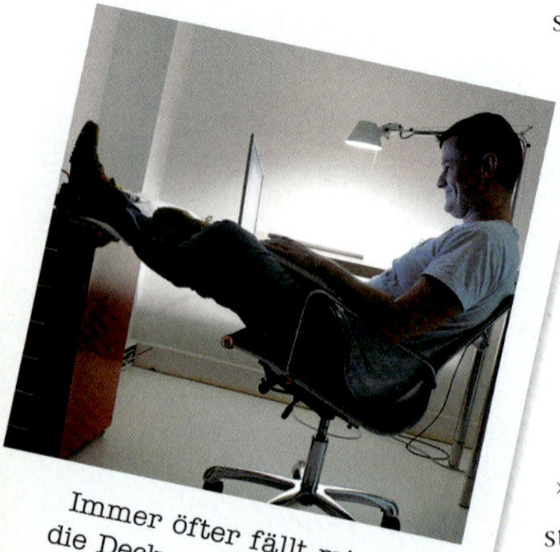
Immer öfter fällt mir die Decke auf den Kopf.

Zum Glück hatte ich schon seit längerem mit einer meiner ehemaligen Kolleginnen einen Kinotermin ausgemacht. »Lissi und der wilde Kaiser« von Bully stand auf dem Programm. Wir haben uns schlappgelacht wegen der vielen lustigen Details, und ich hatte einen kurzweiligen Abend mit einer humorvollen Frau, die an sich perfekt zu meinen Vorstellungen von einer Lebenspartnerin passte und der auch ich gefallen könnte, obwohl ich sie nie danach gefragt hatte. Aber ... genau ... sie steckte schon seit Jahren in einer glücklichen Beziehung. Doch auch damit war zu rechnen, wenn ich mal vor die Tür kam oder mit einer Frau verabredet war.

An tollen Frauen in meiner Umgebung mangelte es wirklich nicht. Da gab es unglaublich schicke, sehr elegante, edel aussehende Bekannte, sogar in etwa in meinem Alter, die ich wirklich klasse fand. Auch wenn sie alterstechnisch nicht ganz meinen Vorstellungen entsprachen, erfreute ich mich bei Verabredungen an den neidischen Blicken der anderen und genoss es, mit diesen feinen Damen vernünftige und sehr anspruchsvolle Gespräche führen zu können. Dabei stellte ich fest, dass sich auch hinsichtlich des intellektuellen Niveaus meiner Zukünftigen meine Ansprüche leicht geändert hatten. Nur leider hatten die meisten von ihnen noch immer schwer an einer ihrer letzten Trennungen oder Scheidungen zu knabbern, weshalb sie meine romantischen Annährungsversuche wahrscheinlich nicht einmal registrierten. Was ich damals bei meiner Therapie erkannt und geleistet hatte, hatten sie offensichtlich noch herauszufinden. Ihre manchmal ablehnende Haltung konnte ich zwar nur zu gut verstehen, aber auf Dauer den befreundeten Hobbytherapeuten zu spielen, nun, dafür war ich mir ehrlich gesagt viel zu schade. Ganz abgesehen davon, dass ich auch kein Therapeut bin. Und auch mit solchen Komplikationen war zu rechnen, weil das Leben eben nicht so war, wie rosarote Brillen uns das rosarot machen wollten. So sehr ich mich auch bemühte, darin eine Gelegenheit zu sehen, Frauen nicht nur als Objekt meiner Begierden zu betrachten, sondern vielleicht sogar als Freunde für mich zu gewinnen, so wenig konnte ich mich zu dieser Zeit für reine Freundschaften zu Frauen begeistern. Wie gesagt, Freunde hatte ich zum Glück genug. Ich suchte jedoch eine Geliebte, die Frau und Freundin an meiner Seite in meinem Leben. Meine Prägung »Ich Tarzan, du Jane!« war dank meiner Zugehörigkeit zur Gattung der Säugetiere nicht mehr aus mir rauszukriegen. Obwohl ich mich, wenn nötig, recht kultiviert benehmen konnte. Und neben Kinobesuchen und interessanten Gesprächen brachte mir auch die eine oder andere DVD etwas Ablenkung in mein Schreiberdasein.

Unter den frisch bestellten DVDs, die ich mir zur Unterhaltung ab und zu gönnte, war auch eine Münchner Singlekomödie. Inhalt: Großstadtsingles wie ich auf der Suche nach der großen Liebe. Und plötzlich, als ich beim DVD-Gucken schon voll am Abschalten war, sah ich sie. Mann, war die süß. Holla. Und wie sie sprach, sich bewegte und so schön mit den Augen kullern und den Wimpern blinzeln konnte. Schluck. Ich traute meinen Augen kaum bei diesem herrlichen Anblick. Und Temperament hatte sie offensichtlich auch noch. Sehr sexy. Und ich ärgerte mich richtig, dass ich nicht wie die anderen Singlemänner im Film mit ihr reden konnte.

Es war Liebe auf den ersten, zweiten, dritten, vierten, fünften, sechsten und siebten Blick. So oft hatte ich mir die Stellen, in denen sie im Film mitgespielt hatte, verträumt angesehen und ich konnte mich einfach nicht an ihr sattsehen. Die fand ich ja mal richtig klasse, im Film vielleicht etwas zickig, aber wow, was für ein tolles, aufgewecktes Mädchen. Und sooo schön. Wie hat meine Oma zu mir immer gesagt: »Schaug da um a Scheene, wei a Schirche frisst grad so fui.« »Alles klar, Oma!« Nur, wie sollte ich an sie rankommen? Was, wenn sie einen Freund hatte oder einfach nicht auf Ältere stand? Was wenn? Wenn? Wenn?

Meine Stimmung im Dezember:

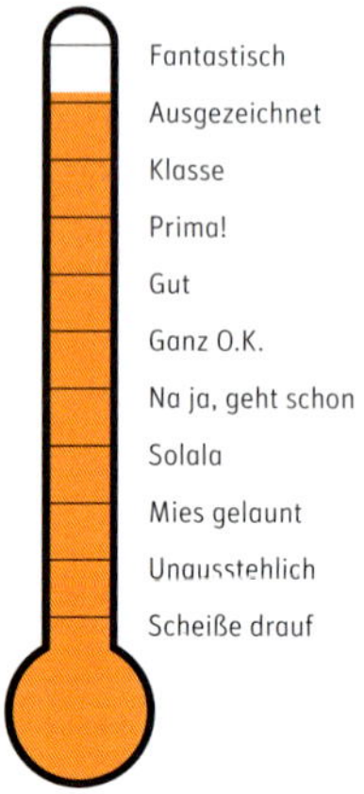

Wenn? Wenn ich noch lange zögerte, würde das sicher nie etwas werden.

Außerdem hatte ich ja absolut nichts zu verlieren. Sie war einfach viel zu hübsch und meiner neuen Liebe so furchtbar ähnlich, dass ich nicht widerstehen konnte, mehr über sie zu erfahren. Und offensichtlich scheute ich mich nicht im allergeringsten davor, mich unter Umständen sogar als Fan einer Schauspielerin zu outen und schlimmstenfalls später nur als einer von tausenden anderer Fans von ihr belächelt zu werden, anstatt sie als Lebenspartnerin für mich zu gewinnen. Kein Weg erschien zu weit, keine Mühe vergebens. Aber etwas mehr Selbstachtung hätte an dieser Stelle wirklich nicht geschadet. Neugierig versuchte ich, im Internet etwas mehr über sie zu erfahren und zog mir ein paar schöne Porträts von ihr aus dem Netz. Wow – was für eine Schönheit, genau mein Typ. Und der berühmte Schriftsteller und gefeierte Bestsellerautor Mike Kroiss war seit allerneuestem ihr größter Fan und glühender Verehrer und würde sie vom Fleck weg, auf der Stelle und ruckzuck heiraten.

»Äh, haaaallooo Mike! Alles klar, da oben? Geht's noch? Aufwachen! Komm' mal wieder runter!« »Wie? Was? Wo bin ich?« »Mist!« Jedes Mal verdrehten mir diese Kulleraugen völlig den Kopf, und es wurde höchste Eisenbahn, wieder etwas Boden unter die Füße zu kriegen. Und einen klaren Kopf.

Kaum zu glauben, wie ich mich in so was reinsteigern konnte. Ein guter Freund von mir nannte das immer »Romantische Raserei!«, von der er sich, wie er mir berichtet hatte, endlich verabschieden konnte, als er seiner wahren Liebe begegnet war und sie wirklich vom Fleck weg geheiratet hatte.

Möglichen Bedenken zum Trotz wollte ich sie unbedingt kennenlernen. Über ihre Agentur? Oh Gott, bloß nicht! Am Ende hält sie mich noch für irgend so einen durchgeknallten

Anstrengungen, die sich lohnen

Lust und Liebe, das ist das Salz in unserem Leben, das ist die Würze, auf die wir nicht verzichten wollen. Auch wenn es nicht geklappt hat, verzagen Sie nicht. Bringen Sie Aktivität und Schwung in Ihr Leben. Damit öffnen Sie sich für neue Kontakte und treiben auch Ihr Dopamin in die Höhe. Unter dem Einfluss dieser Vorläufersubstanz der Hormone Adrenalin und Noradrenalin senden Sie positive Signale aus und werden empfänglicher für Signale anderer. Ihre Gefühle werden bereit für Romantik und Leidenschaft. Hier könnten Sie aktiv werden:

- **Lektüre:** »Garantiert Erfolg bei Frauen« von D. Hans Neuhaus: seit 17 Jahren der Top-Flirt-Ratgeber.
  »Der perfekte Verführer. Wie Sie garantiert jede Frau erobern« von Oliver Kuhn u. a.: das erste Verführungssystem, das funktioniert.
  »Endlich mit Frauen flirten« von Ludwig Reichenbach: erfolgreiche Selbsthilfe für Schüchterne.
  »Die Liebe finden« von John Selby: mobilisiert die Kraft, das eigene Liebesleben in die Hand zu nehmen.
  »21 Wege, die Liebe zu finden« von Pierre Franckh: eine Chance, das Abenteuer Liebe täglich neu zu entdecken.
- **Kurse:** www.mydays.de/Feinschmecker/maennerkochkurs-mann-kochen.html: Männerkochkurse in ganz Deutschland.
  www.citysports.de: Tanzkurse bundesweit.
- **Treffs:** www.eatundflirt.de/flirt/fruehstueck-fuer-singles.html: sechs Singles treffen sich bei einem Frühstück am Sonntagvormittag.
  www.blind-date-dinner.de: viele Singles auf eine unkomplizierte Art an einem Abend kennenlernen.

Spinner, der nicht mehr alle Tassen im Schrank hatte. Hm. Doppel-Hm. Ah, Moment. Das war ja witzig, wie ich im Internet rausgefunden hatte, spielt sie ab Januar in einer Theateraufführung mit. Und schon hatte ich zwei Karten reserviert, wovon ich eine gleich als Geschenk für meinen besten, lauter als ich lachenden Kumpel aus Hausham als Weihnachtsgeschenk reserviert hatte. Die erste Vorstellung wurde Anfang Januar aufgeführt, und mit etwas Glück würde ich sie nach ihrem Auftritt sogar persönlich sprechen können. Ich war sehr gespannt, ob mir meine Schauspieler-Traumfrau im echten Leben genauso gut gefallen würde wie in ihren hinreißend gespielten Filmrollen. Und vor allen Dingen: Wie würde ich ihr gefallen? Mann, war das aufregend, und keine Ahnung, wie das Jahr enden würde, aber ich war mir sicher, dass es auf alle Fälle extrem spannend anfangen würde. Dafür hatte ich jetzt gesorgt. »Schau ma moi, dann seng ma scho!«, wie der Bayer sagt. Sicherheitshalber befragte ich noch mein Liebesorakel-Buch, ob das mit mir und dem Filmsternchen was werden würde. »Suche dein eigenes Glück!« war an der zufällig aufgeschlagenen Seite zu lesen. Na prima! Das war jetzt absolut nicht die Antwort, die ich hören wollte. Aber egal. Im Unterschied zu früher schien ich offensichtlich keinerlei Berührungsängste mehr bei Frauen zu haben, die ich von Herzen klasse fand. Ob sie nun kleine Stars waren oder hoch gefeierte Promis, aus feinem Haus stammten oder einfach nebenan wohnten. Sogar an die Schönsten von ihnen wagte ich mich inzwischen immer öfter ran. Mehr konnte ich für mein Liebesglück nun wirklich nicht tun, als mich einfach zu trauen. Nach diesem Jahr schien mir plötzlich alles möglich, auch wenn nicht alles in meiner Macht stand. Aber was ich verändern konnte, habe ich geändert. Sogar einen neuen Satz Pressefotos hatte ich mir für Partnerbörsen im Internet machen lassen. In schicke Anzüge passte ich auch wieder, und ich konnte mich bei der gepflegten Gesamtausstattung wieder bei jeder Gelegenheit, an den schicksten Orten, in den feinsten Restaurants, den coolsten Bars, auf den verrücktesten Parties und natürlich mit den tollsten Frauen sehen lassen. Und das fühlte sich für mich beinahe an wie ein neues Leben.

Dieses Jahr wartete da ja auch noch die Überraschung von meinem besten Werbekumpel auf mich. Er hatte mich für einen Wintertag im Dezember zum Konzert bestellt. Wir trafen uns, wie vereinbart, um 18 Uhr 30 und gönnten uns noch ein, zwei Latte Macchiato vor der Vorstellung. Und wie ich erfuhr, waren wir vor dem Konzert mit zwei guten Freundinnen und ehemaligen Kolleginnen meines Kumpels verabredet. Und huiuiuiuiui! Plötzlich: Da stand sie. Nein, da stand er, der schönste Engel, den ich seit ewig, also seit dem Beginn der Arbeit an meinem Buch live und in Echt gesehen hatte. Unglaublich: Dieses personifizierte Wunder war etwa 170 Zentimeter groß, hatte kurze blonde Haare und in ihren strahlenden Augen funkelten die vielen leuchtenden Farben eines spiegelnden Diamanten. Auf ihre tolle Figur konnte ich mich gar nicht richtig konzentrieren, weil ihre Ausstrahlung so unvorstellbar positiv und schillernd war, dass ich ihr am Allerliebsten gleich um den Hals gefallen wäre und sie irgendwo auf ein schickes Schloss im bayerischen Voralpenland entführt hätte. War ich schon viel zu cool und erwachsen, als dass mir bei derart verzaubernden Begegnungen die Knie wackeln würden? Was wirklich anders war, ich unterhielt mich ganz normal mit ihr und fand es auch bei ihr toll, ein bisschen mit meinem Buch anzugeben, hielt mich aber zurück, weil ich ihr einfach viel zu gerne beim Reden zusah. So einfach war das also, tolle Frauen zu treffen. Ein guter Freund, ein freier Abend, ein schönes Konzert und da war sie dann. Und ich fühlte mich auch noch pudelwohl dabei, was ich mit Sicherheit meinem neu gewonnenen Selbstbewusstsein zu verdanken hatte. Ich war schlank, vielleicht ein bisschen blass um die Nase, aber unglaublich zufrieden mit mir und der Welt. Ich denke, das spürte die Schönheit und das machte es mir auch leichter, mit ihr ins Gespräch zu kommen. In ihrer Anwesenheit fühlte ich mich immer wohler, wie magisch zu ihr hingezogen und konnte mich dabei sogar charmant und wie ein Gentleman benehmen.

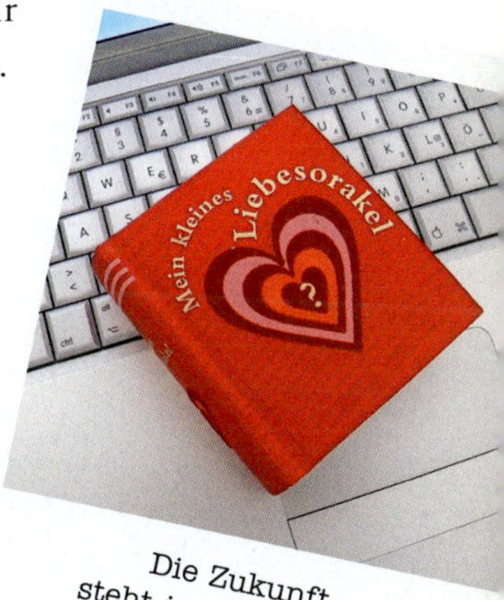

Die Zukunft steht in den Sternen

Unsere vier Plätze hatten einen super Blick auf die Bühne. Bestens aufgelegt genossen wir das tolle Konzert und lauschten altbekannten Liedern und neuen, amüsanten Geschichten, die uns zum Lachen, aber auch zum Nachdenken brachten. Als der prominente Sänger ein sehr romantisches Lied sang, streichelte ich gefühlvoll die Hand des Engels neben mir und freute mich sehr, als sie meine Zärtlichkeiten erwiderte. Nur leider gestand sie mir später beim Abschied vor der Bar, in der wir vier noch ein bisschen gefeiert hatten: »Mike, es hat mich wirklich sehr gefreut, dass ich Dich kennenlernen durfte. Ich hab den Abend mit Dir sehr genossen, bist ein klasse Typ, aber leider hab ich schon einen Freund. Ich hoffe, Du bist mir nicht böse.« Dabei drückte sie noch einmal fest meine Hand und küsste mich zum Abschied fest auf den Mund. Wow – das muss ich geträumt haben. Mir lief es heiß und kalt den Rücken runter. Wäre ja auch zu schön gewesen, wenn ich in ihr meine neue Liebe gefunden hätte, und so sah ich ihr ein wenig traurig hinterher, als sie mit ihrer Kollegin in ihren Wagen stieg und in der Nacht verschwand. »Komm, Mike, lass uns noch ein bisschen um die Häuser ziehen!« hörte ich meinen Kumpel sagen und erholte mich schnell von dem kleinen Stich im Herzen. Auch wenn ich mir für diesen Abend einen ganz anderen Ausgang gewünscht hatte. Frauen wie die engelsgleiche Bekannte meines Werbekumpels und ihre nicht minder attraktive

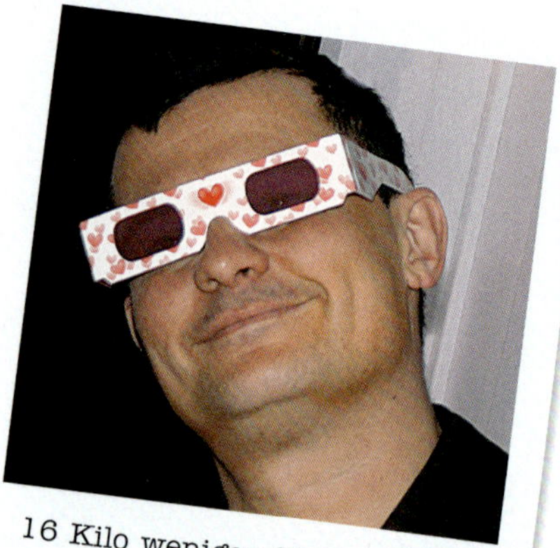

16 Kilo weniger. Prima. Dann kann die Liebe ja kommen.

und sehr lebenslustige Kollegin machten mir große Hoffnungen, dass es die sogenannten Traumfrauen doch real im echten Leben gab und sie einfach nur sehr schöne Realfrauen waren, die man(n) jederzeit mit etwas Mut, Charme und Einfühlungsvermögen ansprechen konnte. Sie waren viel nahbarer, charmanter, frecher, witziger und humorvoller, als ich mir das je erträumen konnte. Und sie liebten ihre Männer so sehr, dass sie ihr Umfeld nicht im Zweifel darüber ließen, zu wem sie gehörten. Und auch das fand ich richtig toll, auch wenn ich den Spruch »Sorry, ich hab einen Freund« in nächster Zeit bitte nicht mehr hören wollte. Aber ich wünschte mir sehr, dass sich meine neue Liebe und zukünftige Freundin bei Versuchungen ebenso Klasse verhalten würde, wie der Engel, der mir im Konzert begegnet war. Jetzt musste mir nur noch eine über den Weg laufen, die auch wirklich und in jeder Hinsicht frei für mich war. Und wegen der immer besser werdenden Aussichten konnte ich es einfach nicht mehr erwarten, meiner Traumfrau zu begegnen. Geduld war nun wirklich nicht meine Stärke.

16 Kilo zu verlieren war offensichtlich ein Klacks, wenn man sich wie ich ein Jahr dafür Zeit nahm, auf gesundes Essen und die Energiebilanz achtete und etwas mehr Sport und Bewegung in sein Leben brachte. Abzunehmen und zufriedener zu werden war im Vergleich zu der ominösen Aufgabe, meiner Traumfrau zu begegnen, fast schon ein Kinderspiel. Sogar ein Buch zu schreiben war leichter, als die Richtige zu finden. Und selbst mein Kompetenz-Team im Himmel schien sich bei der Suche nach der einzig Wahren für Mike Kroiss sogar an Heiligabend

ordentlich die Zähne auszubeißen. »Wie lange soll ich denn jetzt noch warten? Mein Bauch ist doch schon weg! Was ist überhaupt los mit euch da oben? Feiert ihr schon Weihnachten, oder was ist jetzt mit meiner Traumfrau? Wenn man(n) nicht immer alles selbst macht!«

Und ich hörte, wie Greta Garbo mit ruhiger, tiefer Stimme zu mir sprach: »Sei geduldig, mein Junge! Was sind schon ein, zwei Jahre im Vergleich zur Ewigkeit! Habe Geduld, sie soll doch jemand ganz Besonderes sein.« Und Audrey Hepburn, Grace Kelly und Ingrid Bergman stimmten ihr zu: »Yes Mike, be patient and take your time!« Während Humphrey Bogart, Cary Grant und Clark Gable mich beruhigten: »We know how hard it is to wait Mike, but you can handle it! Take your time! We'll find her anyway!« Und Rodolfo Valentino, wie immer der Letzte im Bunde: »Si, si Michele. Pazienza, pazienza!«

»Na gut, Jungs und Mädels, wenn Ihr das sagt! Dann packe ich jetzt mal mein Geschenk aus. Ist ja Weihnachten.«

Und überhaupt – mein Jahr ist ja noch nicht zu Ende …

Entdecke deine Möglichkeiten

Man(n) kann viel tun, um seine Chancen bei der Damenwelt zu erhöhen. Abnehmen, mehr Zeit für die Pflege aufwenden, sich neu ausstaffieren, Lebensträume verwirklichen. Das Beste, um dem Glück ein wenig auf die Sprünge zu helfen ist, mal wieder rauszugehen und für etwas Abwechslung zu sorgen. Ihre Stadt bietet dafür unzählige Möglichkeiten. Gehen Sie auf Entdeckungsreise. Teilen Sie Interessen mit anderen und lassen Sie sich überraschen. Dann kommt Ihre Frau wie von selbst. Und das ist dann wirklich wie Weihnachten.

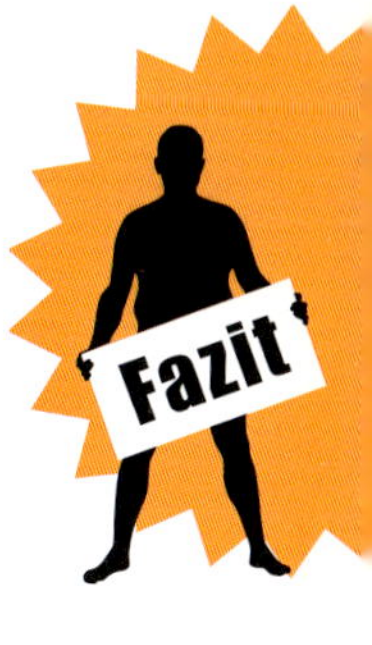

Danke

Mein Dank gilt allen Menschen, die durch ihre Einzigartigkeit zum Gelingen meines Buches beigetragen haben, auch wenn der Platz leider nicht reicht, sie alle namentlich nennen zu können.

Ganz herzlich bedanken möchte ich mich bei meiner Familie: Bärbel, Erwin (†1991), Maria (†1988), Wasti, Nicole, Andreas, Nadine und Kim Kroiss und Heinz Tischer (†1991). Danke an die lieben Menschen vom Blauen Kreuz, ganz besonders Wolfgang, Käthi und Willi, der am 25. Januar 2008 leider an Krebs gestorben ist.

Allergrößter Dank kommt meinen unglaublich fantastischen Weggefährten Julius (der lauter lachen kann als ich), Michi (viel Erfolg in New York!), Matthias (ich hätte ja Deinen Untertitel genommen), Tommi, Tom, Dennis, Sebastian, Christian, Niki und meinem Lieblingsfotografen Paul zu. Herzlichen Dank für Eure Hilfe an meine besten Freunde und guten Bekannten Bernulf, Basti und Benjamin, Mario, Werner, Andreas, Uwe, Thilo, Detlef, Stefan, Fritz, Tim, Rolf, Markus, John, Ritchi, Marinus, Thomas, Peter, Gerhard, Boris, Rudi und Richi.

Vielen Dank an meinen motivierenden Verlagsleiter Steffen Haselbach sowie die anderen netten Leute von Droemer Knaur. Und ein lieber Dank für den Rat geht an Petra Hirscher.

Allerbesten Dank auch an meinen Hausarzt Dr. Christian Volkmer, Dr. Robert M. Bachmann, Dr. Thomas Fischer und Dr. Michael Köhle. Vielen Dank an Ann-Kathrin Güttner von Seca und an das Team von Klinik & More für die gute Betreuung. Lieben Dank meiner Anwältin Anke Ludewik für den engagierten Einsatz.

Mein Dank gilt ebenfalls meinen befreundeten und nachahmenswerten Paaren Julius und Nadine, Michael und Anja, Michi und Gabi, David und Daniela, Arnulf und Solveig, Thomas und Sonja, Thomas und Angelika, Thomas und Esther (Thomas müsste man[n] heißen), John und Kathrin, Sven und Karin. Extradank für die Inspiration und eine unvergessliche Hochzeit an Florian und Selina.

Besonders lieben Dank an die tollsten Mädchen der Stadt: Caro, Meli, Judith, Jasmin, Steffi und natürlich Hanna! Und allerallerallerherzlichsten Dank für die unvergesslich schönen Stunden an die liebenswertesten Frauen in meinem Leben, meine ehemaligen Geliebten und Freundinnen.

Vielen, vielen Dank für alles!
Mike Kroiss

München, 26. Februar 2008

Bibliografische Information der Deutschen Nationalbibliothek
Die Deutsche Nationalbibliothek verzeichnet diese Publikation in der Deutschen Nationalbibliografie; detaillierte bibliografische Daten sind im Internet über http://dnb.d-nb.de abrufbar.

Wichtiger Hinweis
Die im Buch veröffentlichten Ratschläge wurden von Verfasser und Verlag mit größter Sorgfalt erarbeitet und geprüft. Eine Garantie kann jedoch nicht übernommen werden. Ebenso ist eine Haftung des Verfassers bzw. des Verlages und seiner Beauftragten für Personen-, Sach- oder Vermögensschäden ausgeschlossen.

Projektleitung: Kathrin Gritschneder
Redaktion: Petra Hirscher
Bildredaktion: Sylvie Busche (Ltg.), Markus Röleke

Bildnachweis
Umschlagfoto: Paul El Tawil
Umschlagklappe vorne: Paul El Tawil (links); privat (restliche Aufnahmen)
Umschlagklappe hinten: Paul El Tawil (rechts); privat (restliche Aufnahmen)
Fotos:
Paul El Tawil S. 7, 21, 35, 49, 63, 79, 95, 111, 127, 143, 159, 175,
privat: S. 8, 12, 16, 18, 23, 28, 31, 32, 36, 39, 45, 46, 51, 52, 58, 60, 64, 67, 69, 74, 76, 81, 85, 87, 90, 92, 96, 99, 104, 108, 113, 114, 120, 122, 124, 129, 132, 134, 139, 140, 145, 147, 148, 153, 156, 161, 162, 166, 171, 172, 176, 179, 180, 187, 188,
Illustrationen: Mike Kroiss

Herstellung und Satz: Veronika Preisler
Umschlaggestaltung: Daniela Meyer
Reproduktion: Repro Ludwig, A-Zell am See
Druck und Bindung: Offizin Andersen Nexö, Leipzig
Printed in Germany

ISBN 978-3-426-64826-1

5 4 3 2 1